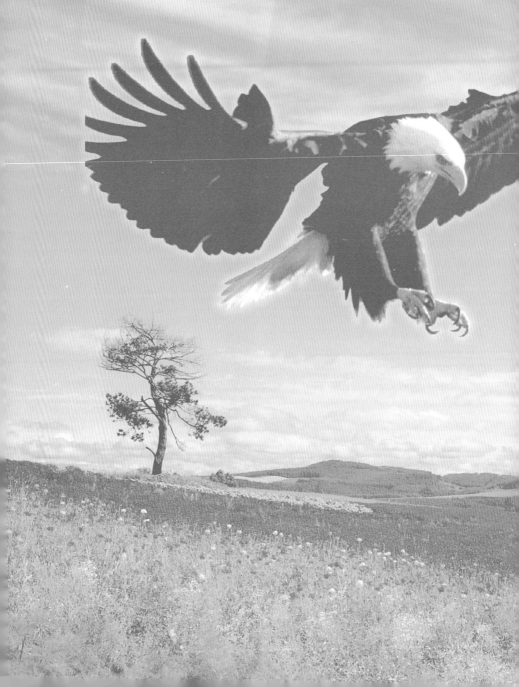

大展好書　好書大展
品嘗好書　冠群可期

大展好書　好書大展
品嘗好書　冠群可期

休閒保健叢書 30

拍打永保安康

（拍打健康法）

余平波　余茂基　編著

品冠文化出版社

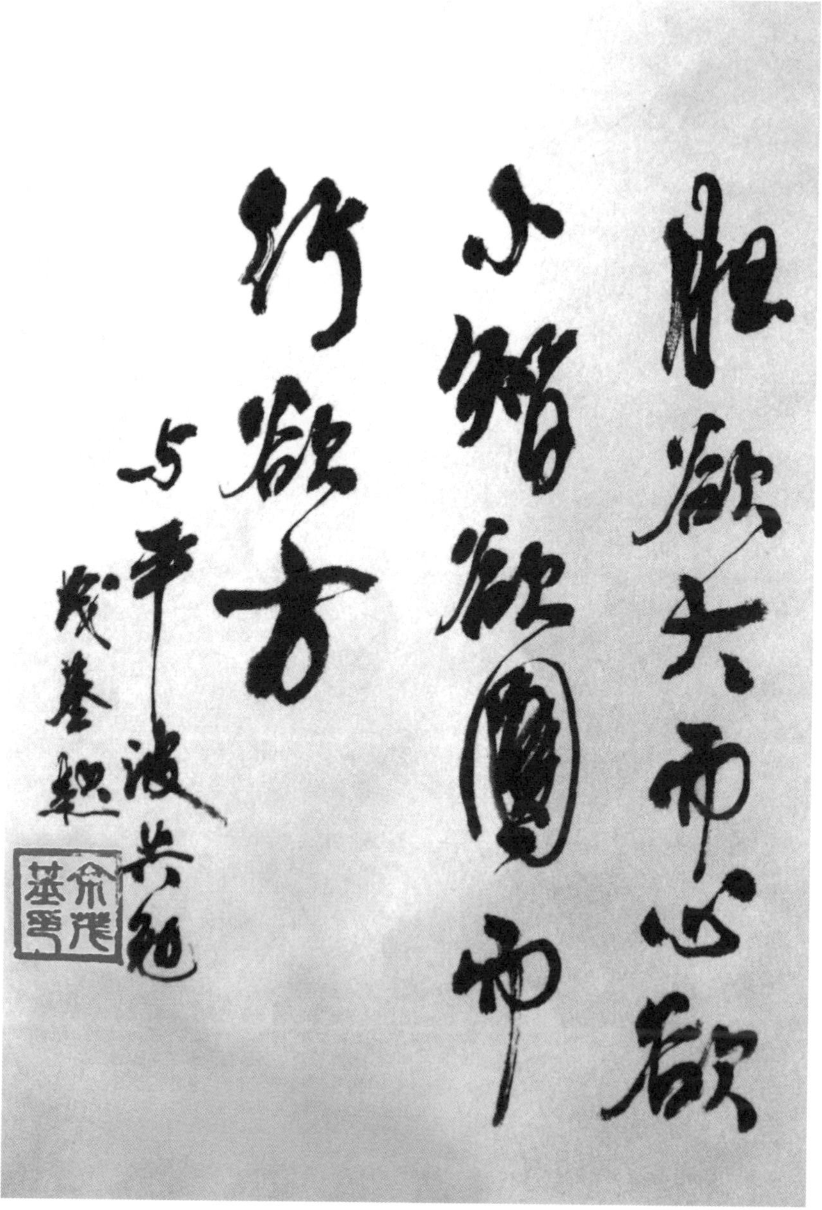

胆欲大而心欲小

智欲圆而行欲方

与平波共勉

戊基題

4

拍
打
永
保
安
康

序

　　詩曰「少小離家老大回」，吾大學畢業離滬赴京時年方廿一，不覺已居古稀之年。此次回滬小住，得以先睹賢侄平波之大作。捧讀之際，常拍案叫絕，東方既白，不忍釋手。

　　憶及1969年春節吾回滬探親，談及在河南用針灸治病之奇效，並持針親授針刺之法。平波之父茂基自刺2寸許竟面無懼色。從此一頭紮入醫海，後入中醫學院深造，又北上京城拜原中國針灸學會秘書長田從豁教授為師，屈指40餘載矣。華基曾作序贊曰：「數十年埋首研究經絡，頗有建樹，著作等身，可謂業之精；為大眾健康而嘔心瀝血一生，可謂德之厚。有曰『大醫精誠』，弟兩者兼備，實大醫之風範。」然也！然也！！

　　孰料40年前之興之所致，竟成平波之父之啟蒙之師。又孰料40年後之今日，賢侄平波攻讀中醫7年，已獲碩士學位。忙於診務，勤於著述，繼《針灸特效穴圖解》、《按摩特效穴圖解》、《人體七大穴使用手冊》三本穴性專著之後，又著此兩本按摩手法專著，實有趕超其父之勢。其導師趙毅教授頗有同感，所作之序中有「後生可畏，前途無量」之語。

　　平波醫文兼攻，著筆幽默，韻味雋永，行文流暢，艱深晦澀之醫理，讀來卻輕鬆愜意，欲罷不能，且於不經意

間突發前人之所未發。所謂滿腹經綸，妙筆生花，蓋莫出其右也！

其父茂基尤擅書法。每當平波新書出版之時，茂基必親撰激勵之語，並磨墨、揮毫而刊於卷首：「博極醫源，精勤不倦，患者之苦，若己有之，大醫可成也」、「穴貴乎少，意欲乎精，善於用意，方為良醫」、「膽欲大而智欲圓，心欲小而行欲方」等。隸書、篆體、行草，走筆自如，結體佈局，力透紙背，書卷之氣，噴薄而出，而舐犢之情則溢於字裏行間矣。

余家乃祖傳是醫，祖父余春榮晚清時期懸壺於浙江慈溪一帶，堪稱一方名醫。如今，弟、侄兩代不負眾望，余家醫鉢後繼有人，先祖在天之靈定當含笑九泉耳。

中國醫學博大精深，豈是淺嘗輒止之輩所能問津？又曰學貴沉潛，浮躁之人安能涉獵？賢侄平波執著、專注，有刺股懸樑之志，具中外醫學博識，思維敏捷，甘願寂寞，樂而神遊於浩瀚醫海之中，未兩年已連出5本專著，大醫之風範初露端倪也。

噫！平波必將傲立於大醫之列！興奮之餘，未能成眠，遂披衣而起，挑燈，提筆，寥寄數語，書將付梓之際，以示祝賀。

爰為序。

祥基　謹識
於上海北新涇鴻波雅室

目　錄

一、拍打能強身健體／13

1. 拍打方法古老又實用／13
2. 拍打能防治多種疾病／14
3. 循經拍打，好處多多／15
4. 器官拍打，強身健體／16
5. 用手拍打，通經活絡／18

二、拍打經驗分享／25

1. 吸氣一次拍打一次／25
2. 吸氣一次拍打多次／25
3. 拍打部位須放鬆／26
4. 拍打相對穴位易「得氣」／26
5. 拍打後不要立即用冷水洗浴／27
6. 拍打力度越大越好，感覺越痛越好／27
7. 盯住痛點拍打，越痛越拍／28
8. 不出「痧」不要緊，出了「痧」
   不要怕／29
9. 拍打禁忌／30
10. 拍打不必拘泥於時間／31
11. 拍打先輕後重比較穩妥／32

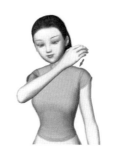

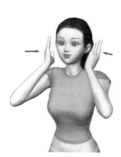

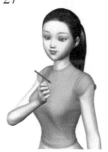

三、全身拍打／33

1. 兩側拍打／33
2. 正面拍打／34
3. 背面拍打／35

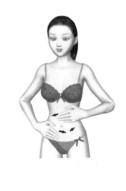

四、局部拍打／41

（一）頭面部／41
1. 掌拍頭頂——防治腦動脈硬化、降升血壓、
   調節情緒／42
2. 拍打頸部——緩解大腦供血不足、繃緊頸部
   皮膚／44
3. 指拍鼻梁——防治反覆感冒／46
4. 拍打面部——收縮毛孔／47
5. 畫圈拍臉——瘦臉／49

（二）上　肢／50
1. 互拍手掌——防病強身／50
2. 互拍手背——緩解手指麻木／52
3. 拍打雙上肢——消除蝴蝶袖／54
4. 拍打肘窩——心、肺保健／55
5. 拍打肘窩內側——不覓仙方覓睡方／57
6. 拍打肩關節——防治肩周炎／59

（三）下　肢／61
1. 從小腿拍到大腿——緩解下肢靜脈曲張和下
   肢水腫／61
2. 拍打膝蓋——緩解膝關節疼痛、無力／63

3. 拍打大腿後部──防治坐骨神經痛／64

4. 拍打膕窩──防治腰腿疼痛、中暑／67

5. 拍打臀部──緊臀提臀／68

6. 拍打小腿肚──防治痔瘡／70

（四）胸背部／71

1. 拍打胸背部──治療室性早搏／72

2. 拍打胸前──緩解胸悶氣短，通絡
　　催乳／73

3. 拍打乳房──罩杯升級／75

（五）腰腹部／76

1. 拍打腰痛部位──緩解腰部酸痛／77

2. 拍打兩髀──調經種子、溫暖雙腳／78

3. 環腰拍打──治療白帶增多／80

4. 拍打小腹──緩解痛經／81

5. 拍打尾骶部──增強男女性功能／83

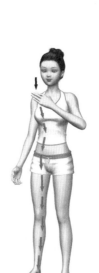

五、穴位拍打／85

（一）單手拍打／85

1. 拍打上星穴──驅趕睡意，治療慢性
　　鼻炎／85

2. 拍打足三里──先天不足後天補／87

3. 拍打天樞穴──通便秘、止腹瀉／88

4. 拍打氣海穴──緩解手腳冰涼／90

5. 拍打肩井穴──防治肩臂疼痛／92

6. 拍打中府穴──理氣止咳／94

7. 拍打三陰交穴──婦科調理、養顏美容／96

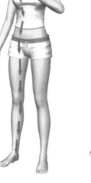

8. 拍打至陽穴——強心寬胸／97

9. 掌拍神闕八陣穴——告別小肚子／99

10. 拍打膻中穴——寬胸解鬱／102

11. 拍打百會穴——預防中風、降壓升壓／104

12. 拍打湧泉穴——防治口腔潰瘍、潮熱心煩／106

13. 拍打衝門穴——防治慢性前列腺炎／108

14. 拍打天泉穴——預防急性乳腺炎／109

（二）雙手組合拍打／111

1. 拍打神闕與命門——祛病強身／112

2. 拍打關元與腰陽關——補諸虛百損／114

3. 拍打大椎、腰陽關——補陽通陽／117

4. 拍打膻中、神道——心、肺雙調／120

5. 拍打鳩尾、至陽——心、胃、肝膽都有益／122

6. 拍打氣海與命門——保養精氣神／124

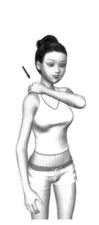

六、臟器拍打／127

1. 心臟——強心益心，預防各種心臟疾病／128

2. 肺臟——清肺止咳，預防各種呼吸系統疾病／130

3. 脾臟和胃——強健脾胃，預防各種消化系統疾病132

4. 肝臟和膽囊——疏肝利膽，預防各種肝膽疾病／134

5. 腎臟——強腎健腰，預防各種腰部疾病／136

6. 大腸、小腸——預防便秘，緩解腹瀉／138

7. 膀胱——預防各種膀胱疾病／140

8. 輸卵管──消炎止痛，婦科調理／142

七、拍打用藥／144

1. 熱薑湯／144
2. 熱蒼朮艾葉湯／145
3. 熱米酒（或白酒）／145
4. 身痛通用方一／146
5. 身痛通用方二／146

八、常用拍打健身功法／148

1. 手足十二經拍打健身法／148
2. 大雁氣功拍打健身法／151
3. 八式穴位拍打功／163

附錄　人體常用腧穴／175

1. 經絡系統／175
2. 人體骨度分寸／177
3. 人體常用腧穴／180

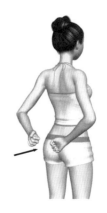

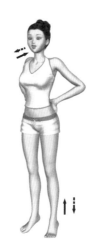

拍
打
永
保
安
康

一、拍打能強身健體

1 拍打方法古老又實用

拍打可以說是人類最古老的醫療方法，現在已無從考證拍打究竟起源於哪個年代，不過，醫學界、考古界的看法非常一致，拍打是人們在勞動生產過程中不慎受到外傷或生病時，偶然發現拍打某個部位能夠減輕疼痛，這些經驗長期積累逐漸形成了獨特的治療方法。可以說，拍打的歷史源遠流長，如果說，有了人類也就有了拍打，似乎也並不為過。

現存最早的古代醫籍《黃帝內經》是我國最早專門記述和總結遠古時代醫事活動及其經驗的一部醫學典籍。在《黃帝內經》中就有關於拍打的記載，同時也指出了經絡不通是疾病的根源。

拍打是按摩療法中的一種手法，拍打方法十分簡單。在日常生活中，感覺頭昏會拍拍前額，感覺憋氣會拍拍胸口，感覺腰酸腿疼會拍拍腰腿，至於吃奶的孩子，母親一邊餵奶，一邊輕輕地拍著背，更是司空見慣的事情。其實這些都是最普通、最常見的拍打動作的實際應用。

拍打的作用很多，拍打的部位更多，全身幾乎每個部位都可以拍打。可以說，拍打哪裏就可以治療哪裏的疾

病，不僅如此，還和這個部位所循行的經絡有密切的關係。也就是說，如果這個部位循行的是心經，那麼拍打除了對局部的病變有效，而且還能治療心經的疾病。如果這個部位循行的是胃經，那麼拍打這個部位，除了能治療局部病變外，對胃部的病變也有效。

當然，這只是一般的規律。

2 拍打能防治多種疾病

拍打頭部，能防治頭痛、頭暈、感冒、失眠，促進大腦血液循環，防止腦動脈硬化。

拍打手背，能防治頭痛、目赤腫痛、口眼喎斜、咽喉腫痛、手指麻木抽筋等。

拍打肩背，能防治肩周炎、肩臂痹痛、頸項強直、咳嗽、氣喘、高血壓、中風等。

拍打前胸、後背，能防治胸痛、胸悶、胸脅脹滿、冠心病、早搏、房顫、氣管炎、咳嗽、氣喘等。

拍打上、下腹部及腰骶部，能防治腹脹、腹痛、小便不利、月經不調、遺精、遺尿、疝氣、陽痿、腰椎間盤突出、腰肌勞損、腰椎骨質增生（骨刺）、坐骨神經痛、半身不遂、神經衰弱等。

拍打各個關節，能防治膝關節炎、踝關節炎、半身不遂、腰胯痛、四肢抽搐、足膝痹痛、手足麻木、抽筋等。

拍打面部，能防治面神經麻痹、口眼喎斜、鼻竇炎、牙痛、視力衰退、迎風流淚、白內障、各種眼疾等。

拍打四肢，能防治四肢關節炎、筋骨痛、老寒腿、腰

腿痛、半身不遂、高血壓、肥胖症、失眠等，且能強壯全身。

3 循經拍打，好處多多

我們知道，人體的十四條經脈，與十五絡脈縱橫交錯，相互溝通，遍佈全身，將五臟六腑、四肢百骸、五官九竅、皮肉筋骨等都緊密地聯繫在一起，形成了經絡系統。人體透過這個經絡系統，來控制人體、調節人體，達到平衡，從而使人體保持在健康的水平。

人體由內臟發出經脈，由經脈分出分支，並逐漸形成網絡系統，分佈於體表，成為人體抵禦疾病的首道防線，我們稱之為經絡系統。經絡系統是疾病傳入也是疾病痊癒的必經之路。

一旦人體的正氣由於種種原因而削弱，不足以抵抗病邪時，病邪就會首先侵犯位於體表的絡脈，再由絡脈逐漸深入到經脈，最終深入到臟腑。經絡系統有一個極大的優點，就是雙向調節，平衡人體。

當人體的功能處於低下狀態時，經絡系統可以使之升高；當人體的功能處於亢進狀態時，經絡系統可以使之降低。比如說，腹瀉的時候用經絡療法後，腹瀉停止，腸道功能恢復正常。便秘的時候用經絡療法，大便通暢。血壓高的人拍打百會穴，會使血壓下降；血壓低的人拍打百會穴，可以使血壓升高。

針對截然不同的病症，用同樣的方法，可以收到理想的效果，這就是經絡系統的雙向調節的絕妙之處。

拍打刺激到經絡系統當中的絡脈，絡脈將刺激傳導至經脈，透過經脈的雙向調節作用，將人體的功能狀態調整到最佳狀態。

4 器官拍打，強身健體

我們常說，「外有皮毛，內有五臟」，是說外在的「皮毛」與內在的五臟有密不可分的關係。這五臟是指心、肝、脾、肺、腎。

心，「心主血」，全身的血液及血管以及體表的血管是心所管轄的範圍。血液流通不暢就會引起臟器，尤其是心、腦、肝、腎等重要臟器的供血不足，引起嚴重的後果。位於體表的血管是「心」對外聯絡的所在。

肝，「肝主筋」，人體所有的筋（肌腱）都是肝所管轄的範圍。肝之精氣不足會累及筋骨關節出現問題，全身關節就會變得拘緊、僵硬、不滑利，使活動受限以及感覺疼痛。位於體表的「筋」是「肝」對外聯絡的所在。

脾，「脾主肌肉」，主管肌肉的力量、活動和營養的供應。脾氣不足使肌肉的營養供應缺乏，造成肌肉無力、瘦削等問題。位於體表的「肌肉」是「脾」對外聯絡的所在。

肺，「肺主氣」，「肺主皮毛」。肺主管人體的一切氣機，包括吸氣、運氣、吐氣，「氣為血帥」、「氣行則血行」，在氣血運行中起著決定性的作用。位於體表的「皮毛」是「肺」對外聯絡的所在。

腎，「腎主骨」，凡是骨骼、關節都是「腎」所主管。腎強則骨堅，經常用力能使骨密度增加。正如宋慈所

著《洗冤錄》中所記載的那樣：「負米者死，肩骨後朽；輿夫死，腿骨後朽。以其生前用力為精氣所聚，故入土不易朽。」意思是說，扛米包的人長期肩部用力，肩部的骨骼特別堅硬。

拉車的人長期腿部用力，所以腿骨特別堅硬。入土埋葬之後，其他部位的骨骼腐朽了，然而這些部位的骨骼卻還沒腐朽。古人解釋說是「精氣所聚」的緣故。

拍打體表的毛細血管、筋骨肌腱、肌肉、皮毛、骨骼關節，會刺激到與其相連的心、肝、脾、肺、腎五臟，使人體各部功能活動得以協調和相對的平衡。

拍打對於人體毛細血管、筋骨肌腱、肌肉、皮毛、骨骼關節產生一定量的衝擊，這種衝擊的力量衝擊到人體的病灶範圍內的血管或是衝擊通往病灶的血管，使病灶部位的血流得到疏通，從而達到消炎和痊癒的作用。

局部的血管是這樣，內臟的血管也是這樣，比如心臟，是血液流動最容易出現問題的器官。血液黏稠了、血管活性（收縮無力及舒張不能充分）不夠，都會使血流速度減慢甚至造成瘀阻，引起心臟的各種疾病和症狀。通往內臟的血管受到衝擊，也會和局部的血管一樣，產生疏通的作用。

人體的結構和功能十分的複雜，然而，古人用兩個字高度概括了，那就是「氣血」兩個字。人賴氣血以生，氣行血活，身體的各種機能才能正常。

體表局部的供血出現問題，肌肉、肌腱會產生疼痛、僵硬、活動受限等症狀，比如頸椎病、肩周炎、腰肌勞損、關節炎等。如果內臟的血液供應出現問題，情況會嚴

重得多，比如胸悶胸痛、心慌心跳，嚴重的出現心絞痛，都與心臟的供血不足有關。

僅就皮膚而言，皮膚是人體的重要器官，具有呼吸功能、防禦功能、分泌功能、排泄廢物等功能。

拍打首先落實在皮膚上。皮膚是人體的重要器官。皮膚具有呼吸功能、防禦功能、分泌功能、排泄廢物等功能。皮膚被拍打刺激後，汗孔開泄，毛細血管擴張，血液循環加強，微循環改善，細胞進一步活化，加快了體內廢物的解毒、排毒，促進了人體的新陳代謝。

拍打能增加肌膚彈性，使肌膚更加緊實，同時拍打還可以刺激毛孔收縮，拍打所產生的振動刺激使細胞運動更加活躍，從而達到改善肌膚通透性的作用。

經絡學說認為，皮膚與經絡、四肢、五臟、六腑、九竅均有密切的聯繫。

拍打皮膚產生刺激後，皮膚局部的良性改變會促使經絡疏通、氣血調和、關節潤滑，從而達到強筋健骨、臟腑調和、免疫增強、自我修復和自我調節的能力增強，整個機體發生良性反應，從而達到養生保健的目的。

5 用手拍打，通經活絡

手與經絡、四肢、五臟、六腑、九竅也有密切的關聯。中國傳統醫學認為，人體經絡氣血運行暢通無阻是人體健康的基礎。

手和足都是全息穴位的反應區，人體有十二條正經與內臟相連，手、足各有六條，每條正經都有自己的經穴和交會

穴。在每個手指的指尖都是經絡循行的起點。

　　手掌上還有人體各個臟器及四肢百骸的對應點及刺激反射區。根據人體全息理論，手掌就是人體全身的一個縮影。

　　在進行拍打時，不僅被拍打的部位受到衝擊，手部的經絡也同時受到良好的刺激，拍打運動可使手部得到運動，局部血液循環加快，末梢血液供應得以改善，有助於防治肢體畏寒症、凍瘡、末梢神經炎等。

　　拍打可以使用工具，比如清代醫學著作《醫宗金鑒》中所提到的「振梃」（即木棒或麵杖），時下更有柳條拍、鋼絲拍等各種不同的拍打工具。然而，筆者建議只要有拍打的力量，就不要使用工具，直接用手掌拍打最好。

　　這裏面有一個道理，就是用手掌拍打更容易打通經絡。為什麼？因為如果您用左手手掌拍打右側手臂，這實際上就起到了左右經絡相通的效果。而當您無論用左手手掌還是右手手掌拍打無論哪一側下肢肢體時，經絡就特別容易發揮上下相通的作用。

　　左、右手掌都可運用，五指併攏，大拇指緊靠食指，手掌心呈窩形，拍擊過程中，由輕到重，以能夠忍受為度。

　　用手掌拍打的好處還有一個玄機，那就是手掌心中的勞宮穴。勞宮穴因「手任勞作，穴在掌心」而命名。勞宮穴為手厥陰心包經之「滎穴」。配五行屬「火」。

　　拍打陽經時，勞宮穴與之緊密接觸，所謂「兩陽相重」，陽氣尤其振奮和鼓舞。

　　拍打陰經時，陰陽相合，則能陰平陽秘、陰陽調和。

　　正是由於勞宮穴穴位的特殊性，成為氣功家煉氣、運氣、發放外氣等重要的穴位之一。

　　拍打一般有一個規律，先從背脊上部的大椎穴拍起，邊拍邊往下，一直拍到腰背部的命門穴，再逐漸往下拍到尾骶部，有疏通任、督氣血的作用。然後拍打疼痛部位。一直拍打到疼痛部位深處發熱。

　　此時在拍打處往往會出現各種形狀的青紫現象。有的呈條狀，有的呈團狀，也有的呈塊狀。青紫的顏色深淺也不盡相同。

　　這種現象被認為是沉寒積毒排出體外的好現象。同時患者自己也立馬感到輕鬆。所以遇到這種現象，不必驚慌，應當慶幸才是。

　　拍打治病的功效，經過現代醫學的研究，其原理主要有兩條。

　　一是透過震動力破壞病灶。就像有經驗的工人反覆在堵塞的管道前面用力踩踏，能瞬間增加水的衝擊力。反覆多次，堵在管子裏的汙物逐漸鬆動，就會順著管道向前移動。當管道內的堵塞物全部排出去了，整條水管就能暢通無阻了。這個原理與中醫行氣活血、不通則痛的說法完全一致。

　　二是在拍打過程中，被拍打的部位逐漸發熱，導致電位增高，以達到修復病灶的目的。

　　醫學研究表明：拍打運動也是一種很好的肌肉按摩方法，可以促進血液循環，提高新陳代謝，解除局部肌肉的緊張，使局部關節，特別是肩、頸、肘、腕、指等關節得到適度的活動。拍打能增強肌肉、肌腱、韌帶的張力和彈力，可以預防和治療肌萎縮。

　　由於肌腱、韌帶的收縮力加強，促進了關節滑液分泌

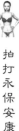

吸收過程的活躍，從而能解除關節疼痛、消除關節積液、擴大關節活動的範圍，並對其附著之骨骼也將產生一種刺激，促使其相應地進行調整和加強。

拍打利用瞬間衝擊的方法，儘快地恢復正常的血液循環，從而消除疾病產生的原因。由拍打所產生的震動波和衝擊波，可傳至肌肉和內臟器官的深部，從而促進肌肉和內臟的血液循環及血管的柔軟性，有利於肌肉勞損、頸椎病、關節炎、肩周炎以及心血管系統疾病的防治。

當拍打衝擊波抵達內臟深部時，還有可能使肝、膽、腎、膀胱、心、肺等器官的一些微小沉積物脫落下來，並隨血液循環及分泌物或代謝產物排出體外，使內臟得到一次有益的清洗。

拍打還能使人愉快和精神振奮。有醫學專家的研究可以證實：現代醫學的生理學知識告訴人們，悲哀、憂鬱等不良情緒，通常發於左腦半球的思維部分，而產生愉快情緒的區域則在大腦右半球。當進行拍打運動時，逐漸活躍的右腦半球占主導地位，並逐漸抑制左腦的活動，因而可以消除不良情緒。

前面說的是手掌拍打身體各個部位，其實最簡單的是自己的兩個手掌對著拍打，有人將手掌互相拍打的動作整理之後，形成一種功法，因為手掌互相拍打的動作很像拍手，因此就稱為「拍手功」。

手掌上直接循行的有6條經脈，這6條經脈又間接地與全身其他經脈有千絲萬縷的聯繫，所以拍打手掌不僅可以刺激到手掌上的6條經脈，而且還能由全身其他經脈，起到疏通氣血、調節陰陽、強壯身體、祛邪治病的功效。

　　拍手人人都會，只要注意一點，就是千萬不要把手指尖遺漏了。初學者往往只注意拍打手掌部分，而忽略了手指尖是經脈的起始點，是氣血發源的地方，猶如井水取之不竭，源源不斷，因此稱為「井穴」。指尖被拍打後，「井穴」受到刺激，氣血順著經脈源源不斷地流出，流到最需要的地方去，使全身的氣血達到平衡。

　　拍手時刺激到的是多條經脈，因此效果也是多方面的。手掌互相對拍時會產生掌聲，掌聲有一個特別的功效，就是能使人振奮，給人鼓舞。

　　許多每天拍打手掌的朋友說：「別人不可能給您掌聲，還是自己給自己多一些掌聲吧，掌聲能給您鼓勵，給您信心！掌聲能改變您的心情！」

　　您如果情緒低落，悲觀失望、沮喪、煩躁，那就趕快拍手吧。有人介紹經驗說：「拍手可以很明顯、很輕易地把心中鬱悶、煩躁之氣從手掌逼出，然後使自己迅速煥發出自信、樂觀、爽朗的心情。」不管糟糕的心情是否能從手掌逼出，現代醫學研究已經證實，拍打運動確實可以改變心情。

　　拍手時，應當十指張開，兩手的手掌對手掌，手指對手指，使出最大的力量來用力拍擊。這種拍法叫做「實心掌拍法」。拍打面積大，加上用力大，刺激量也就大，所以效果比較好。只是拍手時發出的掌聲有時會令人討厭。所以，除了野外空曠之處以及自己單獨在家時，一般不主張用這種「實心掌拍法」。

　　有一種拍法可以減少拍手時掌聲的強度，叫做「空心掌拍法」。拍手時將手掌弓起，拍手時手指仍應張開，拍

下去時，只拍到手指尖及手掌的邊緣部分，第二指節、第三指節以及掌心部分拍不到。因為縮小了拍打的部位，所產生的掌聲自然小一些。

不過，刺激部位小，自然效果會差一些。如果拍手時間延長一些，可以得到一些彌補。

還有一種拍法，以右手的四指拍左手的四指，以右手掌的右側拍左手掌的右側，以右手掌的左側拍左手掌的左側；以右手掌的上部拍左手掌的下部，以右手掌的下部拍左手掌的上部；以右手掌的下部拍左手掌的掌心，以左手掌的下部拍右手掌的掌心。如此輪流拍打，稱為「變通拍手法」。

這種拍法所產生的掌聲較小，缺點也是刺激量較小，拍手時間要相對延長一些才好。

拍打後，在拍打部位有時會出現暗紅色或是紫黑色的斑點或斑塊，類似於刮痧後出現的情形，一般叫做「出痧」。有時候，輕輕地拍打便會「出痧」，有時候用力很大，卻偏偏不「出痧」。

據實踐觀察，「出痧」不「出痧」，與用力大小及拍打時間多少關係不大，倒是與拍打當時的身體狀況密切相關。一般認為，容易「出痧」的部位蘊藏著病氣，是有一定道理的。

有人從「出痧」的顏色來判斷所患疾病的性質，如痧點色紅，說明火氣大，是熱證；痧點色黑，說明感受了寒邪，是寒證。

另外，痧點消退的速度也能看出體質的好壞。3天之內消退的，體質不錯，被比喻為30歲的體質。7天之內消

退的，體質較差，被比喻為70歲的體質。如果12天了都不能消退乾淨的，多半是重病在身或是微循環有障礙者，必須儘快調治。

人體得病的原因很多，但不論是何種原因導致的疾病，其結果都是首先造成某個部位或某些部位的氣血不通暢，然後才會產生各種症狀。最後才導致疾病的發生。透過持續不斷地拍打氣血不通的部位，就可以使得氣血恢復暢通，從而各種不適症狀自然消失，消除和阻斷了產生疾病的原因，從而預防了疾病。

拍打健康法既簡單有效又很方便操作，而且不必求人，完全可以自己動手拍打，既不需要花錢，也不需要打針、吃藥，還沒有任何的毒副作用，何不現在就開始試試呢！

二、拍打經驗分享

1 吸氣一次拍打一次

　　吸一口氣只拍打一次，呼氣和拍打幾乎同時進行。拍打前氣要吸足，小腹用力外鼓，感覺腹部有氣感時，再短暫閉氣，當拍打快落到身上時，小腹突然內收，全身繃緊，並引導內氣對拍打的部位用力抗擊，同時用鼻子把氣快速噴出體外。反覆練習。

2 吸氣一次拍打多次

　　拍打前先深深地吸一口氣，吸氣時牙齒輕扣，口發「四」字音，但聲音要細要柔，以小腹丹田部位發力為主。當吸到小腹有脹感或熱感時，然後閉氣，閉氣時兩手握固，十趾抓地，全身繃緊微彎。

　　小腹用力外鼓，鼻子正常呼吸，略停，開始隨著拍打方向導氣，同時小腹也要內收，然後再開始封氣，十指都要抓緊，全身也要繃緊，有意對外抗擊，連續拍打數次後，感覺氣不足時，再用鼻子把剩餘的氣快速用力噴出，聲音要大。

3 拍打部位須放鬆

拍打時被拍打的部位必須放鬆，比如說拍打腰部，如果站立位，腰部稍向前傾，腰部的肌肉就處於緊張的狀態，此時拍打不僅不舒服甚至會感覺疼痛，拍打的效果也不容易出來。這個時候只需將腰部稍稍後仰，腰部的肌肉瞬時就放鬆了。

你只要用手在腰部捏一捏，感覺腰部軟軟的，這就是徹底放鬆了。這時候拍打十分的舒服，手法重一點也不會感覺疼痛，反而會覺得特別舒服。

其他部位也是如此，比如拍打小腿時，如果採取站立位，您用手摸一摸小腿，哇！怎麼這麼緊啊，還是採取坐位比較好。

4 拍打相對穴位易「得氣」

全身有很多可以拍打的相對部位，由於一般情況下大都是自我拍打，所以，實際上雙手不可能同時拍打上肢，因此要注意的是下肢和胸、背、腰、腹部位。

比如位於下肢的陰陵泉和陽陵泉穴、懸鐘（又名絕骨）和三陰交穴；位於胸、背部的膺窗和膏肓穴、膻中和神道穴、鳩尾和至陽穴；位於腰、腹部的中脘和中樞穴、神闕和命門穴、關元和腰陽關穴等。

雙手同時拍打相對部位，落點越準確，「得氣」效果就越好。兩手的力度及落點時間越一致，力度越滲透，就

越容易「得氣」。

「得氣」指的是拍打時拍打部位出現的酸、脹、痛、重等感覺。針灸、按摩時都會出現這種經絡的反應。

歷代醫家十分重視這種「得氣」的感覺，認為「氣至而有效」，因此在針灸、按摩（包括拍打）時要想方設法獲得「得氣」的感覺。

5 拍打後不要立即用冷水洗浴

拍打後拍打部位普遍發紅，毛細血管充分擴張，有的還會出現細小的紅點（一般稱為「痧」）。此時立即用冷水洗浴，會刺激毛細血管收縮，不利於病變部位的修復。基於這個原則，拍打後提倡用熱水、溫水洗浴。

當然如果是夏季，冷水的水溫一般都達到20℃，洗一洗這樣的冷水浴，也不是不可以，不過，最好拍打至少2～3個小時後洗浴才較為穩妥。

6 拍打力度越大越好，感覺越痛越好

醫生有一句話，叫做「以能忍受為度」。剛開始拍打時，會感覺痛一些，隨後痛感會逐漸減輕。拍打時有的人手抬得很高，但快到皮膚時，突然放慢速度，使得拍打的實際力度大打折扣。

其實，手臂不用抬得那麼高，在手掌下落快到皮膚時，應加大力度、加快速度，這樣才能紮紮實實地拍打一次。一次就是一次，效果實實在在。

在拍打中，有時拍打部位感覺十分疼痛，每次拍打很重感覺受不了，此時可以採取輕重相兼的方法。就是拍幾下輕的，再拍一下重的，還可以間以輕輕地撫摩幾下，感覺舒適一些之後再接著拍打。這種方法是為了幫助您耐受住疼痛。只要堅持數天之後，人體對疼痛的反應不再那麼劇烈，拍打起來就不會那麼難以忍受了。

7 盯住痛點拍打，越痛越拍

在人體的各個部位都會出現各種各樣的疼痛點，中醫的經絡學說稱為「反應點」。所謂「反應點」，就是內在的疾病由經絡在體表的反應。

這些反應點有的比較明顯，平時就可以感覺得到。有些反應點平時並沒有什麼感覺。但是一旦拍打，感覺比其他部位更為敏感，甚至疼得讓人忍不住叫出聲來。

這些疼痛點就是疾病之所在，中醫所說「不通則痛，通則不痛」，經絡不通就會產生疼痛。而且一般來講，疼痛越嚴重，經絡不通的程度也越嚴重。所以哪個地方疼痛，就是告訴您：這個地方有問題！

緊緊盯住疼痛點拍打，越痛越拍，會收到事半功倍的效果。剛開始拍打時，用很輕的力度拍打，也還是會感覺到受不了。然而隨著身體狀況的好轉，疼痛會越來越輕，此時拍打的力度要隨之加重。

從理論上講，要緊緊盯住疼痛點拍打，越痛越拍，這樣效果顯著。但是，拍打時的疼痛有時十分難熬，會令您下不了手。有長期拍打保健者研究出了應對的方法，就是

事先把要拍打的部位用熱水浸泡到發紅發脹後再來拍打，就沒有那麼痛了。方法簡單卻奏效。

剛剛開始拍打的朋友，可以試一試，可以幫助您度過最初的一段「痛苦」的時間。

8 不出「痧」不要緊，出了「痧」不要怕

有的人一拍就出「痧」，有的人怎麼拍也不出「痧」。有的人上次拍打不出「痧」，而這次拍打一拍就出「痧」。這和每個人的情況不同，還和拍打當時的身體狀況有關，不必強求。

出「痧」是好事，出「痧」是一處毛細血管破裂，血流外溢，皮膚局部形成瘀血斑的現象，不久「痧」即能自動吸收，形成一種新的刺激，能加強局部的新陳代謝，建立起新的血液循環。

「痧」一般數天之後都會消失。消失越快表示身體素質越好，抵抗能力越強。通常年輕人多在3天內消失，體質較好；中年人多在3～5天內消失，體質一般；老年人多在5～7天內消失，體質較差。

在臨床實踐中發現，「痧」的消退與年齡有很大的關係，基本上1天為10歲。比如說，30來歲的人多在3天左右消退，50來歲的人多在5天左右消退。70來歲的人多在7天左右消退，以此類推。有個大概的估計，正常不正常，也就心中有數，成竹在胸了。

不出「痧」也不要緊，可能是件好事。因為拍打實踐中常常見到有病就出痧，無病不出痧，病重出痧多、顏色

深，病輕則出痧少且顏色淡。因此，同樣力度的拍打，有的地方會出痧，而有的地方則不會，即使是增加力度拍打也不會出痧。

大部分情況是開始時很容易出痧，隨後出痧越來越少，到好得差不多了，不管再怎麼拍打都不會再有出痧的現象。也有經過一段時間後再拍打，又會拍出痧來。

道家把拍打法不叫拍打而稱作「調傷」，即調出陳年舊傷和風濕邪毒並以氣化之。此傷包括舊創傷和病痛。這真是太有道理了。拍打不僅可以「調傷」，還可以迅速檢驗出每個人身體體質的好壞。只要在胳膊彎處拍幾下，身體素質好壞立見分曉。

9 拍打禁忌

患有某些疾病或有一些特殊情況，一般大家都知道不適宜拍打。為了謹慎起見，我還是把這些最基本的拍打禁忌證羅列如下：

1. 嚴重出血傾向的疾病，如血小板減少、白血病、過敏性紫癜等禁拍。

2. 妊娠期腹部嚴禁重拍。

3. 嚴重糖尿病或合併有下肢潰瘍者禁拍。

4. 新發生的骨折處、新扭傷局部禁拍。

5. 內臟腫瘤、原因不明的腫塊及惡性腫瘤部位禁拍。

6. 月經期下腹及腰骶部禁拍。

7. 皮膚外傷或皮膚病有明顯紅腫、滲液、潰爛的局部區域不可拍打。

⑩ 拍打不必拘泥於時間

拍打不必拘泥於時間，有空就可拍打。

許多朋友受到目前某些書籍所謂經絡輪流「值班」的誤導，有時間的時候，他不拍打，為什麼？說是時間未到。比如說他的胃不好，就非得要等到上午7點鐘以後。因為書中說，每天上午7～9時是胃經「值班」的時間。如果過了上午9點，就非得等到第二天上午了。您看誤事不誤事？

腎虧的人就非得等到下午7～9點，因為那是腎經「值班」的時間。早晨、上午、中午都可以進行拍打，卻一定得等到晚上，唉！

這種經絡輪流「值班」的說法源於我國古代就有的經絡理論「子午流注」。我曾專門研究過。

大家可以試想一下，過了「值班」的時間，這條經脈果真能「下班」嗎？比如心經在午時（上午11點～下午1點）「值班」。下午1點鐘以後「下班」了，不工作了，您還能活嗎？

又比如，膽經在子時（晚上11點～次日凌晨1點）「值班」。肝經在丑時（凌晨1點～3點）「值班」，肺經在寅時（凌晨3點～5點）「值班」，您果真為了拍打，天天不睡覺嗎？

拍打是為了健康，可千萬不要整宿不睡，非得等到這條經脈「值班」才來拍打，得不償失啊！

11 拍打先輕後重比較穩妥

剛開始拍打時，力度小一些為宜。待適應後逐漸加重。由於各人的體質不同，反應也各異，對疼痛的敏感度也不一樣，因此，拍打的輕重完全由自己掌握。

上面所說的「拍打力度越大越好，感覺越痛越好」這只是一個原則。

一般說來，體質強壯者拍打宜重一些，體質虛弱者拍打宜輕一些。年輕人拍打可重一些，兒童及老年人拍打要輕一些。

從拍打部位來看，四肢肌肉豐滿處拍打要重一些，不重不足以袪病；關節及肌肉較薄處拍打宜輕，否則容易受傷。腹部和背部拍打要輕一些，骶部可以重拍。對痹證、痿證和感覺功能遲鈍者，拍打的力度應適當加重。

最重要的是掌握好「先輕後重」的拍打原則，不僅穩妥，還能恰到好處，達到滿意的效果。

還要注意的是，拍打胸、腹部時，一般要先屏一口氣，然後再拍打，這樣才不容易引起損傷。腰眼處拍打不宜過重，腰骶部再重也無妨。

病變部位需要重拍，重拍效果才好，然而感覺疼痛難忍，有時甚至下不了手，怎麼辦？您可以先拍幾下輕的，再拍一下重的，如此反覆拍打。也可在拍打過程中，覺得難以忍受時用手指或手掌按揉片刻後再行拍打。

掌握了以上這些拍打原則，再根據自己對拍打力度的反應，隨時進行調節，也就不會有什麼大問題了。

三、全身拍打

　　所謂全身拍打，就是指拍打全身每一個部位，即把全身的側面、正面、背面從上到下，再從下到上做一次整體性的拍打。使全身的經絡、氣血得以暢通，通則無病，並從整體上增強各大系統器官、細胞的良性功能，起到一個很好的調節全身的作用。

　　全身拍打時一般採取站立位。全身自然放鬆，兩腳分開，與肩同寬，五指自然分開，手指微屈。呼吸緩慢、柔和隨意。按照先側面、後正面、再背面的順序，拍打頭部、肩部、胸部、腹部、腰部、膝關節、踝關節、足面等部位。

　　全身拍打，使十二條正經、奇經八脈條條暢通，全身經絡處於通暢狀態。有助於促進血液循環，增強新陳代謝，煥發生命活力。

1 兩側拍打

　　雙手從身體兩側緩緩舉至頭部兩側，用四指開始拍打頭頂→頸椎兩側，沿著耳後→頸肩部→肩部→腋下，順勢往下變掌拍打肋→腰→大腿→膝關節→小腿→踝關節。

　　當手掌拍打大腿部位完畢，逐漸向膝關節部位移動時，應配合下蹲的動作，即膝關節應略微彎曲，腰部略向前彎，以便手掌能夠達到拍打部位。

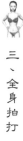

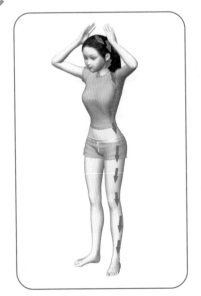 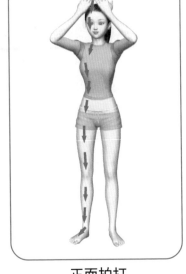

兩側拍打　　　　　　　　正面拍打

　　拍打完踝關節部位後，按原路返回，從下往上，緩緩地拍打至頸椎兩側。移動時一定要緩而慢，一個來回約2～3分鐘。

② 正面拍打

　　用手指或手掌（視拍打部位的面積而定）拍打身體的正面，從頭頂開始→前額→兩顴→兩頰→脖頸→胸→腹→腰→大腿→膝關節→小腿→踝關節→足面。然後再原路返回，恢復原狀。

　　當手掌拍打大腿部位完畢，逐漸向膝關節部位移動時，應邊拍邊往下蹲，以便手掌能夠達到拍打部位。

③ 背面拍打

　　用手指或手掌（視拍打部位的面積而定）拍打身體的背面。從頭頂往後→後上頭→脖頸→肩→腋下→後背→腰部→臀部→大腿→膕窩→小腿→踝關節。

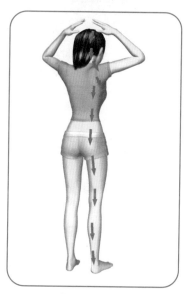

背面拍打

　　拍打後背時，如用手掌拍打不便，可用手背拍打。當拍打臀部後，逐漸下行拍打大腿後面及膕窩部位，應根據個人韌帶鬆緊程度，配合下蹲，以手掌或手背能夠達到拍打部位為準。

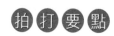

　　拍打頭頂時，兩手五指併攏、微屈，一上一下地拍打百會穴20次。用力的大小要根據自己的身體條件、頭部的承受能力來確定。

　　拍打前額時，也可四指併攏，從前額緩緩向上拍至頭頂，拍打頭頂的百會穴20下左右後，沿頭頂向後到脖頸處，再原路返回至前額。如此反覆拍打數個來回。

　　用力的大小要根據自己的感覺來確定，在適應的基礎上逐漸加大力度。

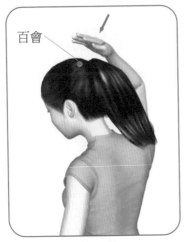
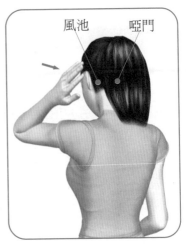

百會

風池　　啞門

拍打百會　　　　　　　　拍打風池

百會穴在兩耳尖直上，頭頂之正中附近一片部位，有治療頭痛、眩暈、中風、亂語、癲癇、脫肛、陰挺、失眠等作用。

拍打脖頸時，重點拍打枕骨與頸椎交接處，此處兩側有風池穴，正中有啞門穴。對於大腦供血不足，經常頭暈、頭痛、失眠、健忘、頸部僵硬、頸椎骨質增生者有很好的效果。

頸部中段（約4～5頸椎處）是頸椎病多發地段，應重點拍打。

如感覺四指拍打力度不夠，可用手掌的外側，即稱為「小魚際」的部位來拍打，力度較四指拍打為重，頻率可稍稍減慢一些。

拍打肩部時，雙手隨肩擺動，當肩膀向左擺動時，右手隨之擺動，在即將到達左肩時，用力拍打。當肩膀向右

拍打永保安康

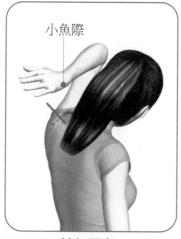

小魚際

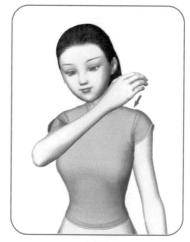

拍打頸部

拍打肩部

擺動時，左手隨之擺動，在即將到達右肩時，用力拍打。
雙肩不停地擺動，雙手隨之不停地拍打雙肩。

　　拍打胸部時，用右手拍
打左胸，拍完後自然放下，
再用左手拍打右胸，拍完後
自然放下。如此反覆拍打。
拍打胸部時，必須先屏一口
氣，然後方可拍打，否則極
易受傷。切記！

　　拍打腹部時，可以用左
手拍打左腹，右手拍打右
腹。也可以用左手拍打右
腹，右手拍打左腹。也可以
左右手交替拍打。

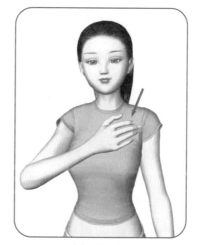

拍打胸部

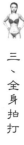

三、全身拍打

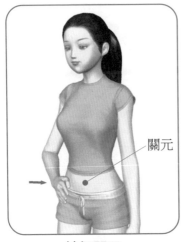

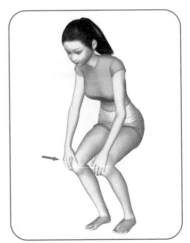

拍打關元　　　　　　　　拍打膝部

　　重點拍打關元穴部位，因為關元穴為「元氣交關之所」，在肚臍與恥骨聯合連線3/5處，也就是連線中點偏下一點的部位。

　　有一點必須切記，拍打腹部時，腹肌必須先用力，否則容易使內臟受傷。

　　拍打腰部時，可以用左手手掌，也可以用左手手背拍打左側腰部，用右手手掌或右手手背拍打右側腰部。

　　也可以兩手臂放鬆，任由手臂隨著腰部的扭動而擺動。當腰部向左扭動時，左手擺動至腰部上方，在即將到達腰部時用力拍打。當腰部向右扭動時，右手擺動至腰部上方後，用力拍打。

　　拍打膝關節時，用整個手掌包住膝關節，拍打時以手掌與膝關節的接觸面積越大越好。左手手掌拍打左膝關節，右手手掌拍打右膝關節。可以左、右手掌同時拍打

左、右膝關節，也可以先拍打一側膝關節，再拍打另一側膝關節。

　　拍打踝關節時，四指併攏，依次拍打踝關節前後左右各個部位。可先拍打一側踝關節，再拍打另一側踝關節。

　　拍打足面時，一般用手掌或四指，如嫌力度不足，可用手掌外側部位（即小魚際部位）拍打。

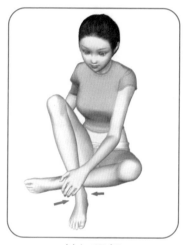

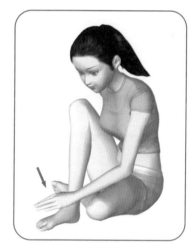

拍打踝部　　　　　　　　　拍打足面

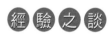

　　全身拍打是指從頭到腳全身各個部位都進行拍打。一般來講，在拍打時間的分配上，各個部位基本相差不多。但在實際應用上，可針對自己的身體情況，對某一個或某幾個部位重點拍打。

　　力度上可稍加大，時間上可稍延長。

三、全身拍打

　　全身拍打能調和氣血，對全身酸痛、腰酸背痛、手足酸軟、麻木者，效果尤其顯著。每晚臨睡前拍打全身，有很好的助眠作用。

　　拍打時間以稍長一些為宜。多數人感覺以20分鐘到半小時效果較好。如果早晨起床後也做一次全身拍打，助眠的效果更好。

四、局部拍打

　　局部拍打是指拍打身體的某個部位，如頭面部、上肢、下肢、胸、腹、腰、背等部位。

　　拍打的手法大同小異，但是由於解剖部位的不同，拍打部位所循行的經絡各異，以及穴位的特異性等的變化，所產生的效果不盡相同。

　　總體來講，頭面部多用手指拍打，面積小的部位甚至可用一根手指進行拍打。上、下肢及腰背部則多用手掌拍打，如嫌力度不夠，可手握空拳進行拍打。胸腹部拍打不可孟浪行事，用力不可過大，以免內臟損傷。應先吸一口氣，屏住，然後開始輕輕拍打，適應後逐漸加大力度。

　　原則上，拍打時的體位沒有硬性規定，只要被拍打部位處於放鬆的狀態就行。

　　是否放鬆，有個簡單的方法，就是用手捏一捏，軟的，就是放鬆了，如果是硬邦邦的，那還要再調整調整。

（一）頭面部

　　頭面部由於解剖結構比較特殊，對震動、疼痛的感覺比較靈敏，因此拍打時一般多用手指。面積較大一些的部位，可以四指併攏，以腕關節帶動四指進行拍打。面積稍小一些的部位，可用食指和中指併攏進行拍打。至於頭頂

部位，則可用手掌掌心部位進行拍打。

頭部拍打可以開發大腦的深層細胞及神經元，大大提高靈感度和記憶力；增強腦神經功能，能使腦血管得以暢通。尤其特別適合腦力勞動者及工作忙者，能消除大腦的疲勞感，並使頭部的很多疾病得以減輕或痊癒。

面部拍打對皮膚有極大的好處，能收縮毛孔，緊致皮膚，已被美容界作為美容的一種手段。

一般而言，面部拍打時用力宜小，尤其是眼眶周圍，不可孟浪。頭部拍打時用力可稍大，特別是頭頂，如用手掌拍打尤嫌力量不足，可用掌根拍打。

1 掌拍頭頂──防治腦動脈硬化，降升血壓、調節情緒

腦動脈硬化輕的常常感覺不到有什麼不適，但在體檢或做 CT（電腦斷層掃描）時被發現。動脈硬化的形成過程相當緩慢，但隨著腦動脈硬化的逐漸進展，腦組織會因缺血而軟化、壞死，腦細胞變性死亡，最後產生腦萎縮和腦動脈硬化性癡呆。嚴重者可出現腦出血或腦梗塞。

腦動脈硬化多發生在40歲以上的中年人，隨著年齡的增長，發病和死亡率也相應增加。一般說來，本病男性多見，男、女比例為2：1。女性患病多在絕經期後，此時雌激素減少，高密度脂蛋白（HDL）也減少，迨至70歲以後甚至比男性發病多。

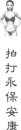

　　高血壓與本病關係密切。血壓持續升高者，動脈粥樣硬化的發病率明顯增高。高血脂也是該病的發病因素之一。糖尿病患者因多伴有高血脂症、高血壓及血小板活化增加，均可加速動脈粥樣硬化及其血栓的形成。另外，肥胖症及遺傳因素也常是動脈粥樣硬化症形成的因素。

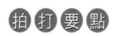

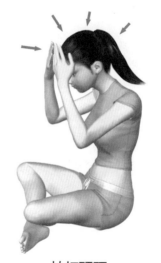

　　站立或坐位，兩手手掌同時用輕或中等力度拍打頭部，從前到後，從後至前，反覆拍打100～200下。

拍打頭頂

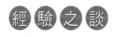

　　頭頂部有百會穴，拍打百會穴不僅能有效防治腦動脈硬化症，由於百會穴具有調節血壓的作用，因此，拍打頭頂有很好的調節血壓的功效。平時血壓高者，拍打以後血

壓下降；平時血壓偏低者，拍打以後血壓上升。

　　現代醫學研究發現，產生悲傷、憂鬱等不良情緒的區域在左腦半球思維部分，產生愉悅情緒的區域在右腦半球。進行拍打時逐漸活躍的右腦半球占主導地位，並逐漸抑制左腦的活動，故可消除不良情緒，使人情緒穩定。也就說，拍打頭頂不僅能防治腦動脈硬化症、調整血壓，還能調節情緒，使您變得愉快！

2　拍打頸部──緩解大腦供血不足、繃緊頸部皮膚

　　大腦供血不足屬中老年人的多發病。據統計，中老年人群中有2/3的人患有大腦供血不足。

　　正常情況下，隨著年齡的增長，大腦的血液供應會逐漸減少。兒童時期腦血流量大約為100毫升（100毫升／100克腦組織・分），成人為50毫升（50毫升／100克腦組織・分），而健康老人只有35毫升（35毫升／100克腦組織・分）。因此，只要中老年人腦血管的調節機能下降，比如某些動脈血管腔狹窄或血管痙攣、血壓偏低、心臟搏出量減少、血液黏稠度增高，動脈粥樣硬化的斑塊脫落形成微栓子，隨血流到小動脈而堵塞血管等，都會導致大腦供血不足。

　　大腦供血不足如不及時進行治療，有可能引起「老年癡呆症」和「腦梗塞」。

拍打要點

站立或坐在椅子上，雙目平視前方，全身放鬆，呼吸自然，沉肩墜肘，然後舉起雙臂拍打頭頸部。左手拍打左側，右手拍打右側。先從後頸部開始，逐漸向上拍打，一直拍到前額部。再從前額部向後拍打，直到後頸部。如此反覆5～8次。

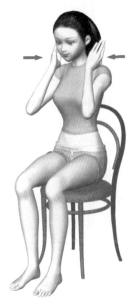

拍打頸部

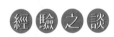

供給大腦血液的多條大血管都經過頸部到達大腦。拍打頸部可促使血管擴張，從而改善大腦供血不足的狀況。拍打時要注意拍打的力度，不可太輕，頻率不必太快。

拍打頸部還有繃緊頸部皮膚的作用。方法是：先將嘴張開、繃緊做齜牙狀，並將頸部儘量向上仰起，直至感覺肌膚繃得很緊為止。用手背在頸部由內向外，做上、下輕輕拍打。左右手交替進行。

四、局部拍打

3 指拍鼻梁——防治反覆感冒

人生活在大自然中，人體的免疫系統每天都要經受各種各樣病毒侵害的考驗。有數據統計表明，僅感冒病毒的種類就高達200多種。這些病毒不但存在於周圍環境中，還有相當一部分潛伏在您的呼吸道中「伺機作祟」。

人的免疫力一旦下降，感冒病毒就容易乘虛而入。天氣變化過大、疲勞過度、精神緊張以及長期處於封閉環境都會造成免疫力下降。

反覆感冒是因為人體的免疫力下降，一有風吹草動，感冒就會捲土重來。比較嚴重的甚至感冒綿綿無癒期，症狀尚未完全消失，噴嚏、發熱接踵而來。俗話所說「弱不禁風」就是這種狀態。

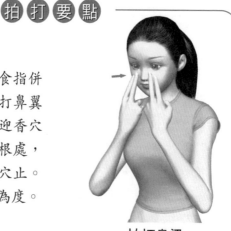

拍打要點

兩手的中指與食指併攏，交替或同時拍打鼻翼兩旁。從鼻翼旁之迎香穴起，逐漸拍打至鼻根處，再向下拍打至迎香穴止。以鼻腔內感覺發熱為度。

拍打鼻梁

指拍鼻梁可刺激肺經，中醫說「肺主皮毛」，「肺主呼吸」。肺氣的強弱與「衛氣」的關係十分密切，「衛氣」即「衛外之氣」，即西醫所說的免疫力。肺氣強則「衛氣」強，「衛氣」強則免疫力強，免疫力強則無反覆感冒之憂。拍打鼻翼時要著重拍打鼻翼旁的迎香穴，以及迎香穴向上一些的部位，因為這裏還有一個能夠提高免疫力的穴位，叫做上迎香穴。

4 拍打面部──收縮毛孔

毛孔粗大是美容之大忌。一般而言，乾性皮膚容易出現皺紋、容易脫屑，油性皮膚容易毛孔粗大。油性皮膚皮脂分泌比較旺盛，尤其在額頭、鼻尖和鼻翼兩旁，整天可以看到油光光的。用餐巾紙貼在這些部位上，只需2分鐘，就可看到紙上沁滿了油。由於要分泌過多的皮脂，毛孔就會相應擴張得大一點，看起來當然就顯得皮膚不那麼細膩了。

油性皮膚的人十分注意清洗，他們希望將多餘的皮脂洗去，這樣面部就會顯得清爽一些，而且不容易引起感染而產生各種各樣的疙瘩而影響美觀。

然而，清洗並不能解決問題，因為清洗過後沒有多久，皮膚就會自動地分泌出更多的油脂來補充，這就是為什麼會越洗越油，毛孔也不見縮小的原因。

四、局部拍打

　　看來，清洗改變不了油性皮膚的本質。要使皮脂的分泌減少，除了要注意皮膚的清潔之外，拍打是個簡單而有效的方法。

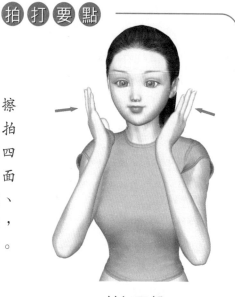

拍打要點

　　先清洗面部，擦乾後即進行拍打。拍打時四指併攏，用四指指面輕輕拍打面部。依次拍打兩頰、額頭、下巴等部位，共約 2～3 分鐘即可。

拍打面部

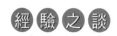

經驗之談

　　面部結構比較特殊，拍打時要區別對待。如拍打額頭時可用掌心，而拍打眼睛周圍時，則只能用一根手指的指腹來拍打。各人的習慣雖有不同，但大多數人都用無名指指腹來進行拍打。美容界的權威人士也大多主張用無名指指腹來拍打，比較順手，動作也比較優雅。

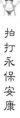

5 畫圈拍臉——瘦臉

瘦臉是針對臉部虛胖而言。臉部虛胖原因主要有三：一為皮膚鬆弛或是不夠緊致，二是皮膚有輕微水腫，三是皮膚脂肪偏多。

畫圈拍臉對形成臉部虛胖的上述三個原因都有效果，不但能促進臉部血液循環，使臉色變得紅潤，而且還能達到收緊面部、突出輪廓的效果。

畫圈拍臉是指拍打面部時，一邊拍打一邊畫圈。

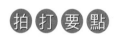

四指併攏，先用四指指面輕輕拍打兩頰，由鼻翼為中心，一邊拍打一邊畫圈，逐漸拍到耳際，反覆半分鐘。再輕輕拍打額頭，由額頭中心往兩側拍過去，一邊拍打一邊畫圈，反覆半分鐘。拍下巴時，從下巴往兩側斜上方拍打到耳朵下方。也是一邊拍打一邊畫圈，反覆拍打半分鐘。

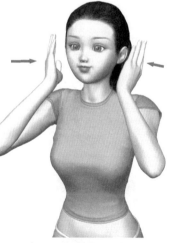

拍打面部

四、局部拍打

經驗之談

　　拍打面部不必過於在意拍打的次數，而應注意經過拍打後，面色是否變得紅潤。如果面色已經紅潤，說明拍打已經到位。拍打時一邊拍打一邊畫圈，可以使拍打部位反覆受到拍打。畫圈拍打面部時，可以兩側一起做，也可一側先做，再做另一側。

　　拍打嘴巴時，嘴巴不要閉緊，要放鬆，否則恐怕會影響效果。

（二）上　肢

　　上肢是指從肩膀一直到手指的整條手臂。拍打時一般從手指、手背開始，沿著手臂的外側，一邊拍打，一邊向上移動直至肩部。再從肩部拍打直至手指。連續拍打數遍後，翻掌，接著拍打手掌，沿著手臂的內側，向上拍打到肩部。內、外側拍打動作相同。

　　上肢拍打的力度，手背應稍輕，手掌宜稍重。外側宜稍重，內側應稍輕。拍打完畢後，稍加按揉可儘快消除不適感。

1 互拍手掌——防病強身

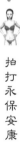

拍打永保安康

　　拍手是當前盛行的一種保健方法，拍打適應的範圍很廣，幾乎涵蓋人體各個系統的疾病。其理論基礎是因為手

部是人體五臟六腑在體表的反射區，透過刺激反射區，將刺激傳入到內臟，起到調整和促進的作用。

根據人體全息理論，手掌就像整個人體的縮影，伸開五指，大拇指根部是脾胃，食指根部是肝膽，中指根部是心與小腸，無名指根部是肺與大腸，小指根部是腎與膀胱。拍打時正好刺激到這些部位。

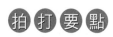

拍打要點

伸出兩手，張開五指，將一手的手掌及手指對準另一手的手掌和手指，用力均勻地進行拍打。開始時較輕，以後逐漸加重，直至雙手能夠耐受為度。

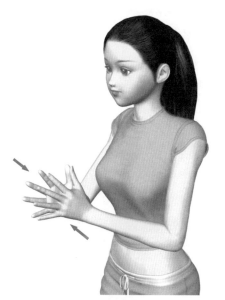

互拍手掌

經驗之談

當手掌感到疼痛時，恰好是經絡受到刺激，發揮作用最好的時候，所以千萬不要一感覺疼痛就停止拍打，而是要咬緊牙關，乘勝追擊，冀獲全勝！

如互拍手掌時嫌聲音太響，拍打時可將掌心拱起，這樣聲音會小一些，對周圍的人影響會小一些。當然，到空曠的地方，盡情地鼓掌，不僅盡興，而且效果也好。拱起掌心的做法，只是不得已而為之，不可長期用之。

2 互拍手背——緩解手指麻木

手指麻木以老年人最為多見，原因很多，其中一部分與動脈硬化有關。這種手足麻木往往有一側性、陣發性的特點，持續數小時或數日後，其麻木症狀隨著血管狀態的改善，可自然好轉或消失。

手腳麻木與某些藥物有關。如磺胺、痢特靈、呋喃唑酮、氧氟沙星等抗菌藥物，雷米封、乙胺丁醇等抗結核藥和長春他辛等化療藥物，在劑量過大或用藥時間長的情況下，可能會誘發神經末梢炎而引起手指麻木。

一般是由手、足開始，而後逐漸向上蔓延，並常伴有感覺過敏或感覺異常。

糖尿病、營養不良引起的末梢神經炎和神經根病變也會出現手指麻木。

拍打要點

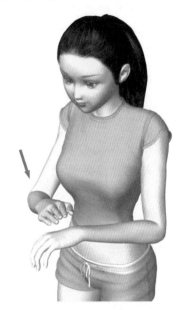

先用右手掌拍打左手背 20～30 下，再用左手掌拍打右手背20～30下，如此兩手交替，反覆拍打，直至手背發紅、發熱。

互拍手背

經驗之談

手上直接循行的有6條經脈，手三陰經和手三陽經。手掌上有手三陰經，包括肺、心、心包經，從胸部發出循行到手部。手背上有手三陽經，包括大腸、小腸、三焦經，從手部發出循行到頭部。

手掌拍打手背，有溝通陰陽氣血的作用，不僅對氣血不通所致的手指麻木效果較好，對頭痛、咽痛、目赤腫痛等也有明顯的作用。有報導，拍打手背還有減少老年斑的

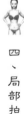

四、局部拍打

效果。

　　互拍手背時，不必拘泥於每次拍打多少下，即使是先用右手掌拍打左手背一下，再用左手掌拍打右手背一下，如覺得有趣，也無不可。

　　據我的經驗，甩手及四肢顫動能有效緩解手指麻木，可能與甩手及顫動能幫助微小移位的神經恢復正常位置以及促使全身的血液循環，有助於消除神經末梢的炎症有一定的關係。因此建議，互拍手背可與甩手或四肢顫動結合應用，或許能提高療效。結合的方法，可穿插進行，也可在互拍手背之前或之後進行。

3　拍打雙上肢——消除蝴蝶袖

　　手臂以結實、圓潤、修長為美，但是，手臂很容易生長贅肉。按理說，手臂是人體活動較多的部位，不容易堆積脂肪，不過，手臂活動的方向大多是前面和外側面，後面及內側面不常使用的部位就容易堆積脂肪，所以不少的女性在手臂內側會有兩片贅肉。

　　當伸開手臂，兩片贅肉下垂，隨手臂左右搖晃，酷似蝴蝶在飛，因此有人將它稱為「蝴蝶袖」。

　　平時活動偏少，以致40來歲的女性幾乎都有不同程度的「蝴蝶袖」。儘管「蝴蝶袖」的名稱很美，但總是會給您優美的身材增添些許遺憾。

　　堅持拍打手臂，就能夠讓這兩片贅肉從眼前消失。

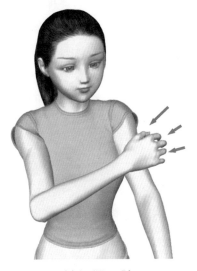

拍打要點

用左手拍打右上肢，用右手拍打左上肢。拍打時要周到，上肢的四周都拍遍，一般每側拍打100～200次。拍打的力度以手臂發紅，感覺微微有一些熱感為佳。每天早起及睡前各拍打一次。堅持數週，就可見到效果。

拍打雙上肢

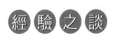

經驗之談

拍打手臂不僅可以消除「蝴蝶袖」，對於上臂肌肉發育不良、上肢麻木、肢端發紺及半身不遂等，也有一定的效果。

4 拍打肘窩——心、肺保健

心、肺對於全身的重要性顯而易見。中醫認為，人之所以健康，之所以有活力，全在於「氣」、「血」二字。

「氣」要發揮作用在於「行」，「血」要發揮作用在於「運」。「氣」，肺之所主，肺氣足則氣行；「血」，心之所主，心血旺則血運。因此，心、肺兩經的氣血一旦運行受阻，就會引起這兩個臟器的疾病。

從經絡循行路線來看，肘窩部位是心經、肺經、心包經通過的地方。經常拍打肘窩，可以活躍這3條經絡，強健心、肺。

拍 打 要 點

先將左手臂伸直，右手四指併攏，輕輕拍打左側肘窩。拍打數十下後，換右手臂伸直，用左手四指拍打右側肘窩。如此交替拍打，直至拍打部位發紅、發熱，或硬塊散開。

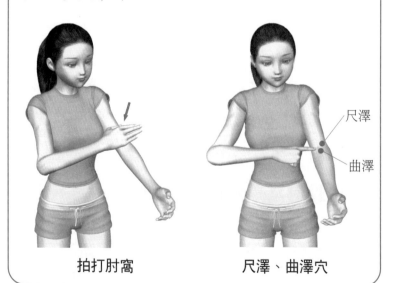

尺澤

曲澤

拍打肘窩　　　　尺澤、曲澤穴

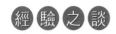

經驗之談

　　心、肺有疾病的患者，常常能在其肘窩部位摸到一個壓痛點，輕輕一點就會痛得叫起來。「不通則痛」，說明心肺經脈有瘀阻。最好、最便捷的方法就是立刻拍打肘窩，儘快使瘀阻解除，則邪氣自然無從所留而被排出體外。千萬不要以為化驗、拍片、超音波沒有發現任何問題而掉以輕心。要相信，經過數千年醫療實踐反覆檢驗的這種保健方法，能消滅疾病於萌芽狀態，能扶助正氣於不知不覺之中。

　　肘窩部位有兩個重要的穴位，一個是肺經的尺澤穴，一個是心包經的曲澤穴。尺澤穴清宣肺氣、瀉火降逆，對口腔異味、感冒、扁桃體發炎、咽喉腫痛、便秘、口乾、咳嗽等都有較好的治療效果。

　　曲澤穴降逆、鎮驚、泄熱、寧心，對心慌氣短以及心肌炎、急性胃腸炎、身熱、心煩、嘔吐等也十分適宜，因此有上述症狀者可以拍打肘窩。

5　拍打肘窩內側——不覓仙方覓睡方

　　夜間睡眠時不易入睡，是許多人的通病，大多數中、老年人更是飽受其苦。不易入睡常造成睡眠不足，或睡而易醒，或醒後不能再度入睡，甚至眼巴巴地睜眼到天明。時間一長便出現頭暈、心悸、健忘、神疲乏力、腰酸耳鳴、心神不安、全身不適、反應遲緩、記憶力減退、食慾

不振以及遺精、陽痿等症。

　　失眠有各種各樣的臨床症狀，入睡困難只是失眠的症狀之一，除此之外，還有不能熟睡、容易驚醒、早早醒來、醒後無法再入睡、常常或每晚都做噩夢等。

　　醫生一般將病程小於4週的稱為「一過性失眠」或「急性失眠」；病程大於4週而小於3～6個月的稱為「短期失眠」或「亞急性失眠」；病程大於6個月的則稱為「長期失眠」或「慢性失眠」。失眠一般會伴有多夢。

　　失眠是從古到今的一大困惑，在古代就有「華山居士如容見，不覓仙方覓睡方」之慨歎。

拍打要點

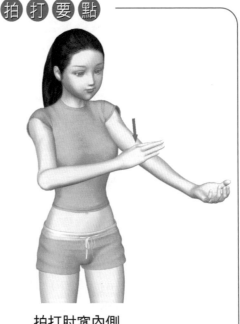

　　先將左手臂伸直，右手四指併攏，輕輕拍打左側肘窩內側。拍打數十下後，換右手臂伸直，用左手四指拍打右側肘窩內側。如此交替拍打，直至拍打部位發紅、發熱或拍出痧點為度。

拍打肘窩內側

經驗之談

　　肘窩內側是心包經循行的部位，中醫所說心包經「代心受邪」，因此心包經能夠治療「心」的疾病。失眠應當屬於神志方面的疾病，中醫所謂「心主神志」，所以拍打心包經能夠幫助您解決失眠的問題。

　　失眠不外兩大原因，寒、熱而已。如拍打後出痧，痧點色紅，說明是「熱」。如果痧點色黑，說明是「寒」。無論是「熱」是「寒」，堅持拍打就能夠調整過來。

6　拍打肩關節──防治肩周炎

　　肩周炎俗稱「漏肩風」、「肩凝症」。因發病年齡多在50歲上下，所以本病又稱「五十肩」。初期為炎症期，肩部疼痛難忍，尤以夜間為甚。

　　睡覺時因害怕肩部受壓產生劇痛而採取對側側臥的姿勢，翻身困難，因肩部疼痛而無法入睡。一般白天較輕，晚間較重。

　　如果初期治療不當，將逐漸發展為肩關節周圍發生粘連而肩關節活動受限，手臂不能上舉，影響日常生活，如吃飯、穿衣、洗臉、梳頭、脫衣等都會發生困難，嚴重時生活不能自理。

　　拖延日久，患側肩臂肌肉會逐漸萎縮。發病率女性高於男性。

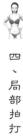

四、局部拍打

拍打要點

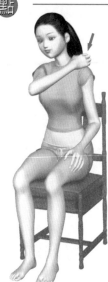

　　站立或正坐於椅上，用健側手掌掌心拍打患側肩關節部位，以發紅、發熱為度。

拍打肩關節

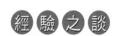

　　肩周炎常一側發病，僅拍打一側即可。關鍵在於拍打時要找到痛點，對痛點部位可加大力度、增加拍打時間，進行針對性的拍打。

　　對於肩周炎後期，已經產生肩關節粘連者，在進行拍打的前或後，應配合做上臂外展、外旋，上舉和背後等被動活動，以解除肩關節粘連。也可單單練習一個動作——爬牆下蹲，方法簡單，人人都會，而且解除肩關節粘連的效果十分確實。拙著《每天3分鐘永保安康》中有專篇詳細介紹，配有電腦插圖，一看就明瞭，可參閱。

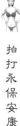

（三）下　肢

下肢是指腰部以下，包括臀部、大腿、小腿及足部。從小腿以上，肌肉都很豐厚，因此，拍打時需要一定的力度。除了用手掌拍打，還可以握拳，或是用掌根及小魚際部位來進行拍打。

下肢拍打時間亦應適當延長。

足背上的肌肉和脂肪層較薄，不宜太用力，將手指併攏進行拍打即可。

1 從小腿拍到大腿──緩解下肢靜脈曲張和下肢水腫

下肢靜脈曲張是指下肢淺表靜脈發生擴張、延長、彎曲成團狀，晚期可併發慢性潰瘍的病變。多見於長期站立工作的人，如交警、教師、醫護人員、餐廳服務員、髮型師、廚師和強體力勞動者等。

早期可無症狀，逐漸感覺患肢沉重、脹痛、易疲勞，但休息後可緩解。

患肢小腿淺靜脈漸現隆起、擴張，有時可捲曲成團或囊狀，尤以站立後明顯，抬高腿後消失。因為不影響吃喝，不影響勞動而常被忽視。

拍打要點

正坐在椅子上，先將左腿放在矮凳或矮桌上，使之完全放鬆。上身前俯，兩手自然伸出。左手手掌置於腳踝部位的左側，右手手掌置於腳踝部位的右側，兩掌相對，自腳踝處開始拍打，並逐漸向上拍打到小腿部位，再繼續向上拍打到大腿。然後再從腳踝部開始向上拍打到大腿部位，反覆進行。一般需拍打200次以上。

右腿拍打的動作、要求與左腿相同。

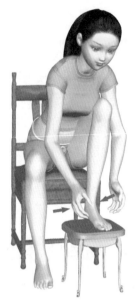

拍打小腿到大腿

經驗之談

中醫認為，下肢靜脈曲張是先天稟賦不足，筋脈薄弱，加之久行久立，過度勞累，進一步損傷筋脈，以致經脈不合，氣血運行不暢，血壅於下，瘀血阻滯脈絡擴張充盈，日久交錯盤曲而成。

該病早期就應當儘早拍打下肢，使氣血順暢，可獲痊癒。如遷延日久，經脈盤曲如瘤體之狀，或已形成「老爛腿」、「臁瘡腿」，恐怕拍打就不是首選的方法了。

② 拍打膝蓋──緩解膝關節疼痛、無力

膝關節疼痛、無力在老年人中常見，尤以肥胖老年女性多發。膝關節部位的疼痛有時可放射到膕窩、小腿或踝關節部位。走路時感覺疼痛，活動因此而受限，特別是上、下樓梯以及負重時疼痛加劇而難以容忍。

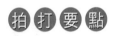

拍 打 要 點

第一種方法：站立法

站立，雙腳分開與肩同寬，雙掌心拱起成碗狀，雙手舉到胸前約與下巴同高的位置，肘關節稍微彎曲；然後膝蓋彎曲、身體下蹲，同時雙手手臂伸直、向下用力，使雙手拍打在膝蓋上。接著上身慢慢站直，再下蹲、拍打，反覆進行。

每次拍打 15～20 分鐘，每天 2～3 次。

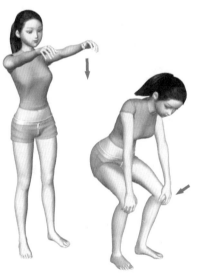

拍打膝蓋方法一

四、局部拍打

第二種方法：坐位法

　　端坐，腰背挺直，兩腿自然分開，雙掌心拱起成碗狀，左、右掌心分別或同時用力拍打在左、右膝關節上。

　　體力能夠完成第一種站立法者，應儘量採用第一種方法。體力無法完成第一種方法者，可採用第二種方法。

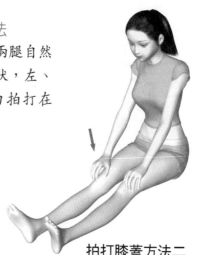

拍打膝蓋方法二

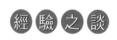
經驗之談

　　在拍打的過程中，手掌心拱起，最好與膝關節的外形完全吻合，這樣，用力拍打在膝關節上時，接觸面積大，效果好。

　　拍打10餘次後，如果感到膝蓋和手掌都是火辣辣的，說明拍打後局部溫度已經提高，血液循環已經加快，否則應考慮增加力度。

　　常感手指冰冷的人，在拍打膝關節一段時間後，不僅膝關節疼痛消失或大為好轉，手指也常常在不知不覺之中變得暖和。

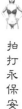
拍打永保安康

3 拍打大腿後部——防治坐骨神經痛

坐骨神經痛是由於坐骨神經的病變所引起的，最顯著的特點是沿坐骨神經的走行部位發生疼痛。

也就是說，疼痛從腰部開始沿著臀部、大腿後側、小腿外側直至足跟及足背處，呈持續性、燒灼或鑽刺樣疼痛，夜間疼痛更加劇烈。

行走以及咳嗽、噴嚏、伸腰用力時都會使疼痛加劇。

為避免神經牽拉、受壓，患者被動地採取特殊的減痛姿勢，如睡時臥向健側，髖、膝關節屈曲、站立時著力於健側、坐位時臀部向健側傾斜，以減輕神經根的受壓。

除疼痛外，小腿外側和足背處有針刺、發麻等感覺，疼痛日久患側肌肉可出現萎縮。

醫學上按病變原因分為根性和乾性兩種。

根性坐骨神經痛的病變是因坐骨神經通路的鄰近組織產生機械性壓迫、刺激或粘連所引起。臨床以腰椎間盤突出最為多見，大多在用力、彎腰或劇烈活動等誘因下突然起病，只有少數為緩慢起病。

乾性坐骨神經痛的病變多為坐骨神經炎，與感染、風濕、受寒有密切關係。

拍打要點

站立，五指自然張開，掌根用力，拍打臀部兩側、大腿後面正中部位、膕窩、小腿後面正中部位，最後拍打到腳踝與跟腱之間的崑崙穴。

用力先輕後重，以拍打部位深處感到酸脹沉重麻木為佳，每天早、晚各1次，每次拍打15～20分鐘。

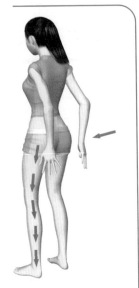

拍打大腿後部

經驗之談

坐骨神經從臀部沿大腿後面正中部位向下，經膕窩、小腿肚，到跟腱外側。沿坐骨神經的循行部位進行拍打，是個有效的方法。大部分醫學書籍中都強調必須找準穴位進行拍打，如環跳、殷門、委中、承山、崑崙等穴。然而在實踐中，相當多的人找不準穴位，因而影響效果。

根據我們的經驗，只要用拇指沿著坐骨神經的走向按壓探尋，發現壓痛點後，對著壓痛點進行拍打，效果十分確鑿。只要將所發現的壓痛點拍打充分、到位，效果也就在您的掌握之中了。

拍打永保安康

4 　拍打膕窩——防治腰腿疼痛、中暑

　　腰腿疼痛是很常見的症狀，根據流行病學研究結果，現在或曾經患有腰腿疼痛的人超過80%。腰腿疼痛大多發生在中老年人。最常見的是中老年骨關節的退行性變，例如腰椎、膝關節的退行性變，老年性骨質疏鬆症，椎間盤的退行性變，椎管狹窄等。

　　腰腿疼痛的病程比較長，因此也被稱為慢性腰腿疼痛。與長時間站立或彎腰有關。疼痛呈鈍痛、酸痛、脹痛，與急性腰扭傷所產生的劇痛有很大的差別。休息或治療後疼痛減輕，但不易鞏固，容易復發。X光片多顯示骨質增生或畸形等。

拍 打 要 點

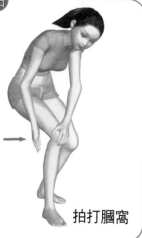

　　站立，彎腰，一手支撐於膝蓋部位，另一手四指併攏，拍打膕窩。拍打數十下後，換另一側，動作相同。反覆交替進行。

　　也可採取坐位，將一側大腿抬起，架空，用另一側手四指併攏，由下向上拍打膕窩。

拍打膕窩

四、局部拍打

　　膕窩正中正是委中穴之所在，拍打膕窩也就是拍打委中穴。委中穴的作用很廣，最主要的是治療腰腿疼痛。「腰背委中求」就是流傳至今的一句針灸口訣，足見委中穴不僅是治療腰痛而且還是治療背部疼痛的特效穴。

　　委中穴屬膀胱經，循行於背部並下行至腰部，所以對腰背疼痛有效。膀胱經又從腰部下行，經過大腿、小腿，直至腳跟，因此對腿部疼痛也有很好的效果。因此也可以說「腰腿委中求」。

　　拍打膕窩還有一個很好的用處就是能夠預防和治療中暑。如果中暑了，立刻蘸涼水在膕窩處拍打，用力宜稍重一些，直至出痧，沒多久就能緩過勁兒來。

⑤ 拍打臀部——緊臀提臀

　　擁有一個渾圓微翹的臀部，是女性的願望。可以說，沒有一位女性滿意自己的臀部。即使是男性，又有誰願意自己的臀部鬆鬆垮垮的呢？

　　你如果正在為你日益鬆垮的臀部發愁，不妨試試一個最簡單有效的方法，就是拍打臀部。不僅可以緊實肌肉，避免臀部下墜，而且對臀部的血液循環和新陳代謝，也有很大的好處。

　　拍打臀部可以幫助您實現自己的願望。為了不讓臀部橫向發展，趕快行動，讓臀部恢復原有的優美曲線。

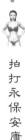

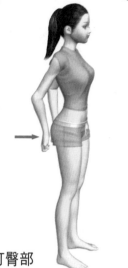

　　站立，用兩手掌根從臀部下方開始拍打，並且一邊拍打一邊逐漸向臀部上方移動。如此反覆拍打，直至臀部深處發熱。也可一側先行拍打後換另一側拍打，共拍打約20分鐘。

拍打臀部

經驗之談

　　拍打臀部後，立即做「跪地提臀」的動作，能更加有效地鍛鍊臀大肌，塑造出臀部渾圓緊實的外形。「跪地提臀」的動作十分簡單：跪地，兩手支撐，一側

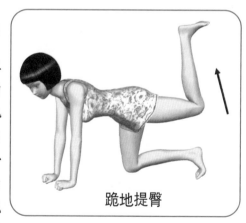

跪地提臀

大腿伸直，並向上方抬起，靜止數秒鐘後放下。換另一側，如此反覆進行，共3～5分鐘即可。

四、局部拍打

6 拍打小腿肚──防治痔瘡

痔瘡是直腸末端黏膜下和肛管皮膚下痔靜脈叢屈曲擴張形成的柔軟靜脈團，主要表現為：便血、滴血或噴血、肛門墜脹、疼痛、便秘、分泌物多、痔核脫出肛門外等。

痔瘡的發病率很高，據統計，在所有的肛門直腸疾病中，痔瘡為87.25%。痔瘡在各年齡段的發病率呈階梯上升，20歲以下的發病率為32%；21～30歲為59.5%；31～40歲為69.9%；41～50歲為72.4%；51～60歲為74.1%；60歲以上為75.5%。顯示出年齡越大，發病率越高。

拍 打 要 點

坐位，將腳踏在矮凳或茶几上，用手掌掌面或掌根對準對側小腿肚下緣進行拍打。即用左手手掌拍打右側小腿肚下緣，用右手手掌拍打左側小腿肚下緣。每天1次，拍打共8～10分鐘即可。

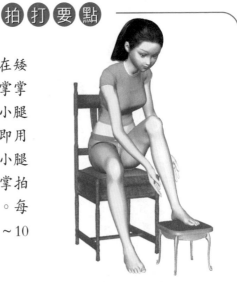

拍打小腿肚

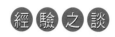

之所以強調拍打的重點部位為小腿肚下緣，是因為可以刺激到兩個防治痔瘡的有效穴位，承筋穴和承山穴。

承筋穴位於小腿後面，腓腸肌兩肌腹中間。承山穴位於小腿後面正中，當伸直小腿或足跟上提時，腓腸肌肌腹下出現的尖角凹陷處。

也可以採取站立位，一腿支撐地面，用另一腿的腳面踢打支撐腿的腿肚子。

據我們的經驗，一不如手掌拍得沉穩有力；二因為拍打時必須「金雞獨立」，老年人做起來有些困難；三因為要支撐身體的重量，小腿肌肉高度緊繃，用腳面去拍打不僅不舒適，而且力度不易深入，效果不如手掌拍打，建議用手掌拍打。

提肛鍛鍊是治療痔瘡卓有療效的傳統方法，能促進會陰直腸部的血液回流，幫助消散瘀積在靜脈團中的血液，預防和治療痔瘡的效果十分可靠。在拍打小腿肚的同時，不忘提肛鍛鍊，能加快痔瘡痊癒的時間。

（四）胸背部

胸背部藏有重要的器官──心和肺，心擔負著血液循環系統的重任，肺擔負著呼吸系統的重任，由於責任重大，因此，出現的病症也相對較多。從預防保健的角度來看，心肺的保健也就顯得尤其的重要。

1 拍打胸背部──治療室性早搏

　　早搏是由異常心電現象引起的心臟提前收縮，即心臟受到竇房結以外部位的指令而提前收縮。

　　根據指令所在地的不同，早搏可分為房性早搏、竇性早搏和房室交界區性早搏。

拍 打 要 點

　　站立，全身自然放鬆，先用左手手掌拍打右側胸部 20～30 下，再用右手手掌拍打左側胸部 20～30 下。反覆交替進行，左、右側胸部各拍打 200～300 下。

　　接著再拍打背部，可以用左手伸到頭後去拍打右側背部，再用右手拍打左側背部。也可將手伸至背後，用手背進行拍打。左手背拍打右側背部，右手背拍打左側背部，每側各拍打 100～200 下。

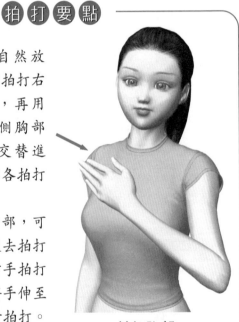

拍打胸部

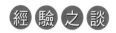

經驗之談

　　拍打胸背部治療早搏的效果是確實的。有研究將拍打胸部與口服西藥心律平進行對照，結果拍打組早搏消失快、復發少，明顯優於西藥組。

　　胸背部有豐富的胸壁神經和脊神經，支配人體運動及心肺功能。拍打胸背部可刺激胸背部皮膚和皮下組織、促使體內血液循環加快，通過神經傳導，達到調整心律的作用。

　　有早搏者拍打胸背部，可使早搏消失或減輕。無早搏者拍打胸背部，還有預防早搏出現的功效。

2 拍打胸前——緩解胸悶氣短、通絡催乳

　　胸悶是一種症狀，許多疾病都可能出現，但最多見的是心血管疾病。特點為勞累後胸悶、呼吸困難，或夜間陣發性呼吸困難，甚至從睡眠中憋醒，是冠心病心肌缺血的表現。

　　也有患者自覺胸悶、氣短，主觀感覺空氣不足，呼吸不暢，常有歎息樣呼吸，長出氣後自感舒適；有時還常伴有心悸、心前區刺痛，以及乏力、頭暈、頭腦不清、焦慮、多汗、失眠等神經症狀。該病有時酷似冠心病、心絞痛，但心電圖、心臟超音波等各種檢查均無器質性病變發現。西醫稱「神經系統功能紊亂」。

　　無論是器質性的胸悶還是功能性的胸悶，拍打都有很好的效果。

拍打要點

站立或坐位，用手掌拍打胸前部位，沿胸大肌部位依次拍打，左右側交替反覆拍打。女性可用掌根拍打乳溝中央部位，即沿胸骨柄自上而下反覆拍打，意在避開乳房以免受傷。

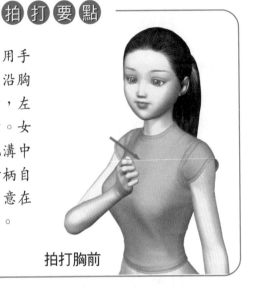

拍打胸前

經驗之談

胸前為胸悶感覺最明顯的部位，也是膻中穴之所在。膻中穴又稱「上氣海」，是補氣、行氣、調氣的重要穴位，所以《靈樞・海論》中說：「膻中者，為氣之海。」

掌拍胸前充分刺激到膻中穴，拍打片刻即能「豁然開朗」，顯示出膻中穴卓越的寬胸理氣的功效。

掌拍胸前還能通絡催乳。因為產後缺乳無外乎乳汁化源不足或是乳汁通路不暢，皆與氣血有關。

膻中穴可調暢乳部氣血，具有寬胸理氣、通絡催乳的作用。《針灸大成》對此穴極為推崇：「無乳，膻中、少澤，此二穴神效。」

3 拍打乳房——罩杯升級

豐滿健美的乳房顯現出女性特有的風韻，因此，圓潤、堅挺的乳房是每一位女性所夢寐以求的。

乳頭屬肝經，乳房屬胃經，所以情志是否舒暢、脾胃的消化功能如何，都和乳房的健美有直接的關係，但以脾胃虛弱、食慾不振導致氣血兩虧的居多，所以豐乳當以補益脾胃為先。

中醫認為，女性「二七而天癸至」，乳房開始隆起；「七七……天癸絕……形壞而無子」，乳房開始萎縮，明確指出了乳房的發育還與腎的精氣有關。

拍打要點

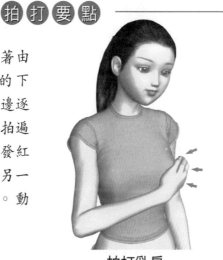

雙手手掌交替著由下往上拍打乳房的下側、外下側，邊拍邊逐漸向上移動，直至拍遍整個乳房。以乳房發紅發熱為度。然後換另一側乳房進行拍打。動作、要求相同。

拍打乳房

四、局部拍打

您的乳房究竟是偏大還是偏小呢？這裏有一個計算公式可供您參考：

胸圍÷身高，得到的結果如介於0.50～0.53之間，為一般（普通）。得到的結果如小於0.49，為偏小。得到的結果如介於0.54～0.55之間，為偏大。得到的結果如大於0.55，則屬於「波霸」一族了。

如欲罩杯升級，堅持每天拍打乳房，實現您的願望吧！

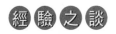

拍打乳房的同時，有向上托的動作為好。可雙手交替拍打，也可一手托住乳房，一手拍打。如嫌手掌力量太大，可用四指拍打。

拍打效果明顯與否的關鍵在於拍打後乳房的反應。以拍打後發紅、發熱為好。如果有乳房脹滿的感覺，效果就會十分的理想。

（五）腰腹部

腰為人體轉折的樞紐，人之所以能夠前俯後仰、輾轉反側，腰也。腰還是提取重物、負重的主要承擔者，另外，「腰為腎之府」，還擔負著保護腎的神聖職責。

腹部的器官更多，人體有五臟六腑，除了心、肺在胸背部，其餘都在腹部。上腹部有胃，下腹部有大腸、小腸，因此，拍打上腹部有健胃益胃的功效，拍打下腹部有幫助消化吸收的作用。

① 拍打腰痛部位——緩解腰部酸痛

　　腰部酸痛是中老年人常見的病症。一般具備以下特點：早晨起床時感覺稍輕，活動後加重，站立時間稍長，便會直不起腰來。勞累、陰雨天氣以及腰部受寒都會使症狀加重。平時常喜歡用拳頭捶捶腰部，可暫時輕鬆一些。

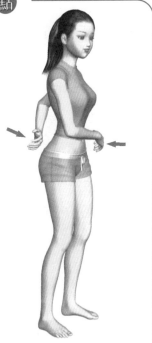

拍 打 要 點

　　站立，全身放鬆，雙手自然張開或呈半握拳狀態。拍打時腰部先左右轉動，隨著轉腰幅度逐漸增大，兩上肢也跟著甩動。當腰向右轉動時，帶動左上肢及手掌向腹部拍打，同時右上肢及右手背向腰部拍打。當腰向左轉動時，帶動右上肢及手掌向腹部拍打，同時左上肢及左手背向腰部拍打。如此左右反覆進行，共拍打10～15分鐘。每天早、晚各1次。

拍打腰痛部位

經驗之談

轉腰拍打剛開始時動作可能會不協調，有些老人願意用掌直接拍打腰部。不過我們還是建議轉腰拍打。因為轉腰拍打腰部有三大好處：

①可以活動腰部，疏通氣血。

②手臂可借腰部轉動之力進行拍打，比較省勁。

③腹部、腰部同時拍打，前後力量相互對應，效果較好，對腹部也有調理的作用。

2 拍打兩髀——調經種子、溫暖雙腳

經、帶、胎、產是女性的生理特點。經、帶、胎、產的狀況如何，在很大程度上反映了人體氣血的狀況。古代醫學家稱「種子先調經」、「調經先調血」，可以看出，調經種子的關鍵在於調和氣血。

中醫學認為，「脾為氣血生化之源」，脾的功能良好，氣血必然充足，氣血充足也就月經調和，月經調和也就有了種子的良好基礎。因此，調理脾經是調經種子的關鍵。

古代醫學家認為，脾有病，必然有邪氣滯留於兩髀，因此，《黃帝內經·邪客篇》中有「脾有邪，其氣留於兩髀」的論述。

「髀」就是指大腿內側與小腹交接處的腹股溝部位，兩側都有，故稱「兩髀」。拍打兩髀，不僅能加速氣血運行，祛除病邪，還能刺激兩個對治療婦科病非常有效的穴

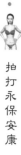

拍打永保安康

位——氣衝穴與衝門穴。

氣衝穴與衝門穴都具有治療月經不調、不孕以及痛經、崩漏、帶下、婦科炎症等作用。

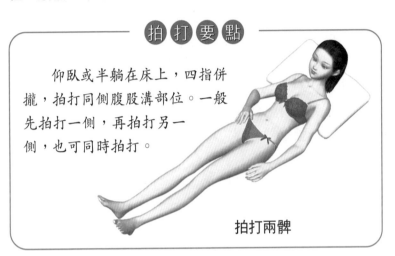

拍 打 要 點

仰臥或半躺在床上，四指併攏，拍打同側腹股溝部位。一般先拍打一側，再拍打另一側，也可同時拍打。

拍打兩髀

經 驗 之 談

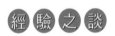

拍打兩髀使邪去而氣血復，氣血復則月經調，月經調則種子自然生根、發芽、開花、結果。

拍打兩髀有極好的加速氣血運行的功效，氣血運行良好，就能將熱量帶到四肢末梢，中醫所謂「氣主煦之」。煦，溫煦，溫煦之氣所到之處，何愁雙腳不暖耶！

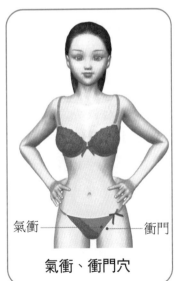

氣衝————————衝門

氣衝、衝門穴

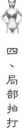

3 環腰拍打——治療白帶增多

白帶是女性正常的生理現象，無色、無臭、如涕、如唾、綿延不斷、津津常潤。經前、經期、妊娠時白帶增多，也屬正常。如白帶量多，或白帶的色、質、氣味等有所變化，或伴有全身症狀者，即為白帶增多。

帶脈沿腰繞行一圈，環腰拍打也就是拍打帶脈。帶脈循行起於肋骨下緣，斜向下行到帶脈穴，繞身一周，並於帶脈穴處再向前下方沿髖骨上緣斜行到小腹。帶脈能約束足三陰、足三陽以及陰、陽二蹻脈，並且能夠加強這些經脈之間的聯繫。

中醫認為，白帶增多是由於帶脈失約。中醫又說「經

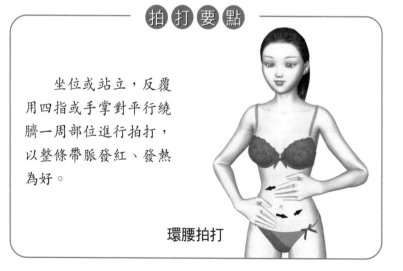

拍打要點

坐位或站立，反覆用四指或手掌對平行繞臍一周部位進行拍打，以整條帶脈發紅、發熱為好。

環腰拍打

脈所至，主治所及」，因此，拍打帶脈能增強帶脈的約束力，從而改變白帶增多的現狀。

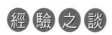

帶脈是全身所有經脈中唯一的橫行的經脈，對貫通上體與盆腔、下肢氣血有重要的作用，尤其擅長防治女子白帶增多，被公認為女子白帶增多症的特效穴。

帶脈環腰一周，如束帶然，擅治帶脈及婦人經帶疾患，故稱「帶脈」。帶脈上有帶脈穴，當第11肋骨游離端下方垂線與肚臍水平線的交點上。拍打帶脈必然拍打到帶脈穴。

古代醫籍《資生經》中講到帶脈穴治療帶下的作用：「一婦人患赤白帶下，有人為灸氣海，未效。次日為灸帶脈穴，有鬼附耳云：『昨日灸亦好，只灸不著我，今灸著我，我去矣，可為酒食祭我。』其家如其言祭之，遂癒。」現在看來，鬼附耳所云必不可信，然見其有趣，錄之以娛讀者，且帶脈穴之治帶之力從中亦可見一斑，讀之一笑而已。

④ 拍打小腹——緩解痛經

痛經是指月經期及經期前後出現小腹及腰部疼痛，甚至痛及腰骶的現象。

疼痛呈脹痛、冷痛、灼痛、刺痛、隱痛、墜痛、絞痛、痙攣性疼痛、撕裂性疼痛等。約有50%以上的患者同時伴有噁心、嘔吐、頭暈、頭痛、失眠、便秘、乳房脹

痛、肛門墜脹、胸悶煩躁、臉色蒼白、手腳冰涼、冷汗淋漓、虛脫昏厥等一系列症狀。

痛經可分為原發性痛經和繼發性痛經。據報導，原發性痛經有75%發生在月經初潮後一年內，13%發生在第二年內，5%發生在第三年，極少數發生在月經初潮後半年內。

繼發性痛經是指在月經初潮時並無痛經，以後因為生殖器官發生病變，如慢性盆腔炎、子宮內膜異位症、子宮頸或宮腔粘連、子宮肌腺瘤等而引起痛經。多在月經初潮數年後出現痛經。

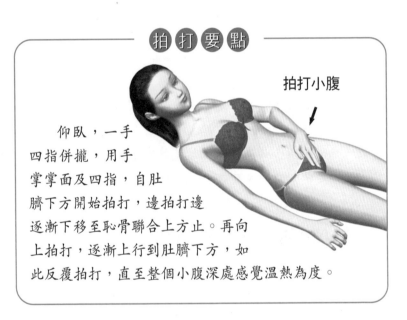

拍 打 要 點

拍打小腹

仰臥，一手四指併攏，用手掌掌面及四指，自肚臍下方開始拍打，邊拍打邊逐漸下移至恥骨聯合上方止。再向上拍打，逐漸上行到肚臍下方，如此反覆拍打，直至整個小腹深處感覺溫熱為度。

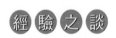

經 驗 之 談

拍打小腹對原發性痛經的效果較好。剛開始拍打時，

宜兩手搓熱，按揉20～30下，不僅感覺舒適，而且有利於活血。如痛經延及腰骶部，引起墜脹疼痛者，除拍打小腹外，再拍打腰骶部。務必使小腹及腰骶部深處感覺溫熱為佳。如果小腹冷痛、手腳冰涼，可在拍打小腹前，用熱水袋外敷，待小腹深處感覺溫熱後再行拍打。也可將熱水袋置於腰骶部，再行拍打小腹。

對於繼發性痛經除拍打小腹外，還應配合原發病的治療，效果方能穩固。

5 拍打尾骶部——增強男女性功能

「性」是人類的本性、天性，家庭因「性」而和睦，社會因「性」而穩定，民族因「性」而繁衍。

隨著社會的發展，「性」的生殖功能逐漸淡出，而其娛樂功能則受到大眾的追捧。實際上，根據性學家們的研究，數千年來，中國人無時無刻不在享受著「性」，所以古代醫學家說：「性者，人之大倫也。」

「性」是表達愛意的最高形式。有的家庭是男人「性」致勃勃，女人卻「性」趣索然。有的家庭是女人盼星星盼月亮，男人卻畏縮不前、臨陣脫逃。更多的家庭則是企盼女性更柔情一些，男性更持久一些。

尾骶部是眾多的經脈自內臟發出後下行的必經之地，也是性神經及內臟神經集中之所在。拍打尾骶部能夠刺激到性神經及眾多的內臟神經，起到振奮和調節性功能的作用，因此不愧為增強男、女性功能的簡便而有效的方法。

拍打要點

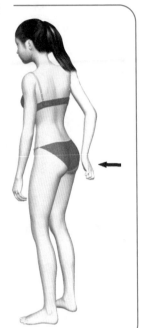

　　站立，用右手手掌掌根用力拍打尾骶部，從上到下，由下往上，反覆拍打。可換手接著拍打，直至尾骶部深處感覺溫熱為佳。

拍打尾骶部

經驗之談

　　「性」使人愉快，使人幸福。無論年老還是年輕，健康還是殘疾，誰能缺少「性」的滋潤？然而大多仍是聽之任之。正如亞洲與太平洋性學聯合會副主席劉達臨教授在為拙著《夫妻生活百問》一書作的序中感慨地說：「上帝給了人們一個充分享受性快樂、獲得性健康的生理、心理機制，可是人們不會利用它，真是遺憾、浪費、暴殄天物啊！」

　　朋友，酒足飯飽之後，不要忘了拍打尾骶部，它將為您帶來「性福」！

五、穴位拍打

數千年來，歷代名醫一穴而「立起沉疴」的案例數不勝數，古代用穴的經典記載、針灸歌賦是歷代針灸學家智慧的結晶，堪稱用穴的典範。

有道是「藥有藥性，穴有穴性」，當某穴對某病顯示出特別明顯的效果，經過反覆驗證，這個穴位就被公認為某病的特效穴。

俗話說：「兵不在多在於勇，穴不在多在於精。」本節拍打都只採用一個穴，簡單好記，重點突出。

（一）單手拍打

1 拍打上星穴——驅趕睡意，治療慢性鼻炎

睡意是一種感覺，一種想立即睡眠的感覺。睡意有時來得突然，有時纏綿而不肯離去。使人頭腦昏昏，無法思維，工作、學習時如果睡意來襲，不用非常刺激的方法不足以驅趕睡意。

標準定位

在頭部，當前髮際正中直上1寸。

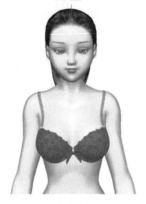

上星

上星穴

拍打要點

四指併攏，指頭平齊，用指面拍打前髮際正中直上1寸處。也可兩手交替拍打3～5分鐘或感覺無睡意為止。

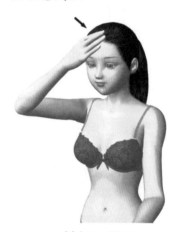

拍打上星穴

經驗之談

中醫認為，濁氣不升，清氣反降，頭目不利、神識昏蒙、清竅阻塞，朦朦朧朧，睡意至焉。而升清降濁、清利頭目、醒神開竅正是上星穴之所長。

上星穴對於鼻竅堵塞所致的鼻炎也常能有意外驚喜，正是由於其卓越的開竅之力，值得一試。

2 拍打足三里──先天不足後天補

　　中醫認為，人的體質是由兩部分來決定的，一部分取決於先天，即父精母血的質量。另一部分取決於後天，即脾胃的消化吸收狀況如何。

　　所謂「先天不足後天補」，也就是說，當人出生之

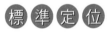

　　在小腿前外側，當犢鼻下3寸，距脛骨前緣一橫指。

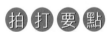

　　用掌根或掌側對準穴位拍打，共約10～15分鐘。

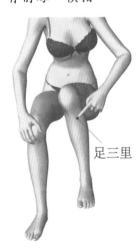

足三里

足三里穴

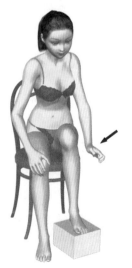

拍打足三里

後，先天不足雖然已經既成事實，但是只要「後天」補得恰當，還是可以挽回的。補的最好辦法是經絡調補，具有雙向調節的優良特性。當您功能低下的時候（也就是大家所說的「虛」），經絡的雙向調節功能能使您的功能得到加強；當您功能過於亢進的時候（也就是大家所說的「虛火」），經絡的雙向調節功能又能使您的功能得到抑制。總之，經絡始終使您的功能處於最佳的狀態。

經絡調補之中，足三里是一個不僅補力頗佳而且雙向調節性能十分卓越的穴位。自古以來，民間就有「每天拍打足三里，賽過吃隻老母雞」的說法。

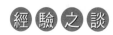

足三里是強壯要穴，拍打後最明顯的變化就是腸胃功能明顯地比以前好多了，比以前能吃、吃起來比以前有味，大便不像以前那樣稀爛不成形。

接著拍打您就會感覺到精神比原來抖擻，面色比原來紅潤，腰也不像原來那樣酸痛無力了，幹什麼都興趣盎然，就連走路也是「雄赳赳氣昂昂」的了。原來經常感冒，現在不會了。原來血壓低，現在正常了。原來手腳冰冷，現在手腳暖暖和和的。這就是足三里穴的妙處。堅持拍打，健康伴隨您終生！

3 拍打天樞穴——通便秘、止腹瀉

便秘是指排便次數減少（每2～3天或更長時間排便1

次，量少且乾硬）常同時伴有排便困難。表現為大便秘結不通、排便時間延長、大便乾燥或雖有便意，但排便困難。

　　腹瀉是指大便稀薄、排便次數明顯增加，大便中含有未消化的食物，有時會有黏液，常伴有排便急迫感、肛門不適或失禁等症狀，俗稱「拉肚子」。

標 準 定 位

　　在腹中部，距臍中旁開2寸。

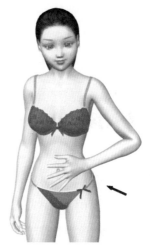

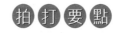
拍打天樞穴

拍 打 要 點

　　先用左手手掌掌心勞宮穴對準左側天樞穴，拍打數十次後，換右手手掌

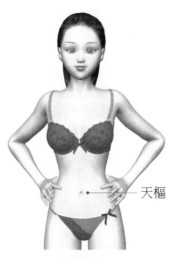
天樞穴

拍打，左右交替。共拍打10～15分鐘左右，以臍腹部發紅、發熱為度。拍打時屏氣，拍打結束後用掌心稍加按揉，使腹部肌肉完全放鬆。

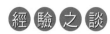

拍打天樞穴不僅能夠增加腹肌和胃腸平滑肌的血流量，促進新陳代謝，還能增強腸壁的張力和胃腸的蠕動，不僅能通便秘，還能止腹瀉。《針經摘英集》中說：「天樞主水痢不止，食不化。」

天樞穴常常是腸道疾病的反應點，我於臨床常用拇、食兩指同時點壓天樞穴，如有明顯壓痛，多半為慢性結腸炎。多年來，屢試不爽，亦為臨症之一得。

4 拍打氣海穴——緩解手腳冰涼

常常有一些人，一到冬天，就勾頭縮頸、手腳冰冷；還有一些人，甚至在最最炎熱的三伏天，手腳都不暖和。中醫說，這是「氣虛」。「氣」能夠溫暖全身，中醫所謂「氣主煦之」，「煦」指「溫煦」。人體的「氣」充足，自然熱量充足，手腳也就暖和了。相反，如果人體的「氣」不足，溫暖的血液不能流動到四肢百

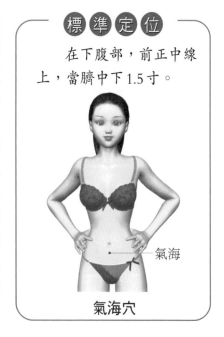

標 準 定 位

在下腹部，前正中線上，當臍中下1.5寸。

氣海

氣海穴

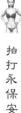

拍打永保安康

骸，處於最遠端的手和腳就更得不到氣血的「溫煦」作用而手腳冰涼了。

拍打要點

拍打時腹部屏氣，食指、中指及無名指併攏，對準氣海穴拍打。拍打數次後呼氣，再吸氣、屏氣後拍打，反覆進行，直至腹內溫暖，皮膚外觀發紅為度。晨起及晚睡前各拍打1次。

隨著拍打次數的增加，應隨之增加力度。如感覺食、中、無名指併攏後拍打力度不足，亦可五指併攏並用力上

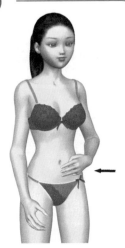

拍打氣海穴

翹，使掌心部位突出，拍打時用掌心部位拍打氣海穴，力度就會強烈一些。

經驗之談

前人有「氣海一穴暖全身」之說，觀「氣海」之名，即知本穴為「氣」之彙聚之所。試觀海水之化雲升騰，降為雨露，即天地間之氣化循環也。而人身之氣息升降皆為氣海之所能。凡無限寬廣、無邊無際皆曰「海」，如「雲海」、「林海」、「人海」之類，亦可知本穴之氣浩瀚無

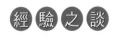

垠也！大氣所歸，猶百川之匯海者，故名「氣海」。

　　所謂「氣為血之帥」、「氣行則血行」，氣機左右旁達，上下升降，能助全身百脈之溝通，氣之所至，血乃通之，故手腳溫暖而無手腳冰冷之虞。

5 拍打肩井穴——防治肩臂疼痛

　　肩臂疼痛多因肩周炎所致，肩周炎又稱「漏肩風」、「肩凝症」。因發病年齡多在50歲上下，所以又稱為「五十肩」。

　　肩周炎初期為炎症期，肩部疼痛難忍，尤以夜間為甚。睡覺時因害怕肩部受壓產生劇痛而採取對側側臥的姿勢，翻身困難，因肩部疼痛而無法入睡。一般白天較輕，晚間較重。

　　肩井穴是常用於治療肩臂痛的重要穴位。《玉龍歌》中有「急痛兩臂氣攻胸，肩井分明穴可攻」的說法。《玉龍賦》中也說：「肩井除臂痛如拿。」

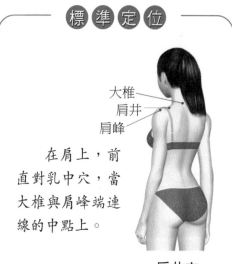

標準定位

大椎
肩井
肩峰

在肩上，前直對乳中穴，當大椎與肩峰端連線的中點上。

肩井穴

拍打要點

用右手手掌拍打左肩井穴，用左手手掌拍打右肩井穴。拍打時手掌儘量伸開，使位於掌心的勞宮穴在拍打時能夠重重地拍打到肩井穴，效果更好。

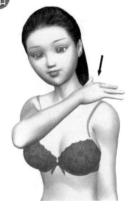

拍打肩井穴

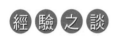

經驗之談

　　肩井穴通經活絡、鼓舞氣血運行周身，對於肩臂疼痛、頸肩肌肉痙攣、項背強痛、肩關節周圍炎以及頸椎病、落枕、上肢活動不利等病症，肩井穴堪當首選。有歌訣云：「肩井穴是大關津，掐此開通血氣行，各處推完將此掐，不愁氣血不周身。」可知歷代醫家都視肩井為氣血流通之處，因此提醒女性患者，懷孕時拍打肩井穴宜謹慎，以免造成流產、早產。

　　中國各種各樣的功法甚多，然而無論何種功法，練功時皆強調「雙足分開，與肩同寬」，為何？只為使肩部的肩井穴對準足底的湧泉穴而已，其寓意謂：肩井穴為井口，而足底的湧泉穴為泉水湧出之處，井口與泉水湧出之處相對，則必暢通無阻也。

五、穴位拍打

6 拍打中府穴——理氣止咳

咳嗽是人體的一種保護性呼吸反射動作。當氣管發炎，受到炎症引起的痰液或過敏性因素等刺激時，就會發生咳嗽。

雖然說咳嗽有助於排除出痰液，有利於消除刺激呼吸道的因素，但是咳嗽不僅會把氣管病變擴散到鄰近的小支氣管，使病情加重，而且持久、劇烈的咳嗽十分消耗體力。

據觀察，咳嗽如果持續半個月以上，就會感到筋疲力盡，無精打采。中醫認為，咳嗽「耗氣傷陰」，如果持續時間過長，會形成乾咳少痰，咳嗽聲音變弱，痰液難以咳出的情況。此時不僅難治，而且恢復時間也將延長。

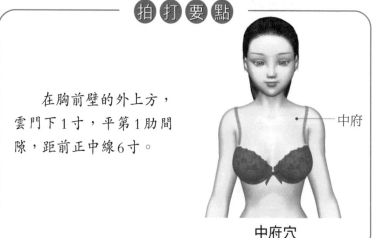

拍 打 要 點

在胸前壁的外上方，雲門下1寸，平第1肋間隙，距前正中線6寸。

——中府

中府穴

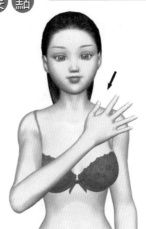

拍 打 要 點

　　先用左手掌心勞宮穴
對準右肩側乳上肩下凹陷
處的中府穴拍打，再用右
手掌心的勞宮穴對準左側
中府穴拍打，左右手交替
拍打共7～8分鐘。

拍打中府穴

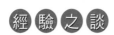

經 驗 之 談

　　中府穴屬肺經，位居胸膺，係肺之募穴。「募」者，
募集也，因此，中府穴是肺經經氣聚集之所。

　　拍打中府穴能使肺氣肅降，而肺氣肅降則咳嗽、氣喘
諸症自然平復。

　　拍打結束後，將雙手掌心相貼，快速搓至極熱，先用
左掌勞宮穴緊貼右中府穴揉摩，再將掌心搓至極熱，迅速
用右掌勞宮穴緊貼左中府穴揉摩。

　　此法不僅舒適，而且勞宮穴屬陽，中府穴屬陰，陰陽
相合，合則調和，調和則病邪去而陰陽平衡矣。

五、穴位拍打

7 拍打三陰交穴——婦科調理、養顏美容

　　婦科調理包括的內容很多，如經病中就包括月經不調、月經量多、量少、痛經、閉經、經行吐衄、經行便血、經行身痛、經行發熱、經行泄瀉、經行水腫、經行頭痛等。帶病中的白帶增多、顏色和氣味的變化，胎病中的妊娠嘔吐、妊娠發熱等。產病中的產後尿瀦留，難產、產後血暈、產後惡露不行等。其中以痛經的比例高一些。

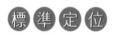

　　位於小腿內側，當足內踝尖上3寸，脛骨內側緣後方。

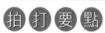

　　四指併攏，用腕力拍打至穴位深處發熱為止。

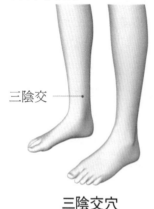

三陰交

三陰交穴

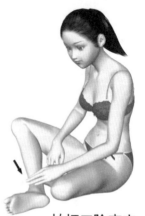

拍打三陰交穴

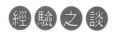

中醫有「寧治十男子，不治一婦人」的說法，說明女性疾病難以治癒。

雖然女性經、帶、胎、產的疾病眾多，症狀千變萬化，然總不離脾、肝、腎三臟功能失司所致。三陰交穴乃脾、肝、腎三經相交之處，自然能作用於脾、肝、腎三臟，使脾濕得除、氣血轉旺，肝氣條達、情志舒暢，腎氣漸充、溫煦全身，如此則充任調暢、氣血流通。

正是由於三陰交是肝、脾、腎三條經脈相交匯的穴位，因此三陰交具有調理、治療這三條經脈所致疾病的能力。我們知道，脾既能化生氣血，又能統攝血液。肝既能藏血，又能調節血液的分配。腎能藏精，精足而能轉化為氣血。女人只要氣血充足，疏泄正常，不僅經、帶、胎、產的疾病不會出現，就連那些喜歡長在女人臉上的雀斑、黃褐斑、老年斑也不會來找麻煩。因此，拍打三陰交穴還有養顏美容的功效。

8 拍打至陽穴——強心寬胸

心臟是人體血液循環的核心動力器官，心臟功能的好壞對人體的健康、工作及壽命有著至關重要的作用。因此，世界衛生組織20年前就提出了口號：「你的心臟就是你的健康。」

如果心臟工作的效率不高，所泵出的血液不夠組織器

官使用，人體就會出現心肌缺血，表現為胸悶。拍打至陽穴能快速緩解。

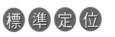

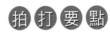

　　背部後正中線上，第 7 胸椎棘突下四陷中。

　　將手臂置於背後，用手背用力拍打位於兩肩胛骨下連線中點的至陽穴，直至胸悶緩解。

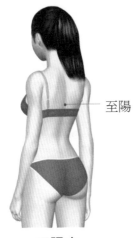

至陽

至陽穴

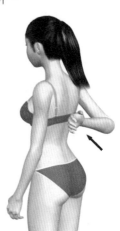

拍打至陽穴

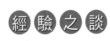

拍打永保安康

　　觀其穴名，「至」有「最」、「極」之義。至陽穴在後背第 7 胸椎之下。「7」有什麼特殊的含義呢？在 12 地

支當中，陰陽的興盛正好是各6支。陽氣從子時開始升發，到午時達到極點。第7支起著興衰轉承的作用。到了至陽穴這裏，陽氣達到了頂點。古代醫學家給這個穴位取名「至陽」，就是要告訴我們，至陽穴是後背陽氣最盛的地方。

正是因為有這個特點，拍打至陽穴不僅能夠強心寬胸，透過按壓至陽穴，還可以幫助我們判斷心肌是否有缺血的現象，準確率是很高的。

9 掌拍神闕八陣穴——告別小肚子

小肚子向前突出，是肥胖的明顯特徵。

隨著生活條件的改善，有不少人隨之「發福」起來。多餘的脂肪開始堆積在小腹部。如果繼續肥胖，當小腹部堆「滿」之後，脂肪還會向上蔓延，堆積到上腹部，形成「大腹便便」的體態。不僅影響形象，還影響生活品質。

這種肥胖屬於單純性肥胖，引起單純性肥胖的病理改變主要是脂肪細胞的數量增多、體積增大。按照脂肪在身體不同部位的分佈，可以分為腹部型肥胖和臀部型肥胖。

腹部型肥胖又稱為向心性肥胖、男性型肥胖、內臟型肥胖、蘋果形肥胖，特點是脂肪主要堆積在腹部的皮下以及腹腔內，所以看上去「上盛下虛」、「大腹便便」，四肢顯得相對較細。

臀部型肥胖的脂肪主要堆積在臀部以及腿部，又稱非向心性肥胖、女性型肥胖或梨形肥胖。腹部型肥胖患併發

症的危險要比臀部型肥胖大得多。有研究發現，肥胖者患糖尿病的危險性是普通人的3.7倍，而腹部型肥胖的女性患糖尿病的機會則高達普通女性的10.3倍！

　　小肚子開始突出是肥胖的初始階段，趕快拍打神闕八陣穴，趕走小肚子，阻止肥胖繼續發展。

標準定位

　　以神闕穴為圓心，神闕至關元穴的長度為半徑畫一個圓，並在圓周上平均8等分而形成8個部位，即是神闕八陣穴。

拍打要點

　　用整個手掌按順時針方向拍打5～6圈，再按逆時針方向拍打5～6圈，如此反覆拍打約15分鐘。早、晚各1次。最後用手掌掌心按揉神闕穴數圈後結束。

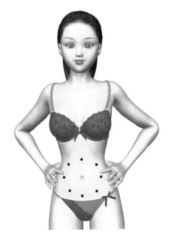

神闕八陣

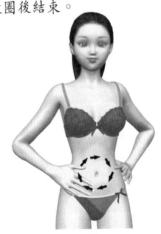

拍打神闕八陣穴

經驗之談

西醫認為肥胖是營養過剩，身體利用不了而成為脂肪儲存起來。中醫的觀點恰恰與此相反，脂肪並不是營養物質，而是痰濁、濕濁，是病理產物，因為無法排出體外，堆積在皮膚之下所造成的。之所以無法排出體外，是由於脾虛。「脾主運化」，虛則運化失職所致。您想想，為什麼吃同樣的飲食，有的人吃不胖，而有的人卻喝冷水也會胖，就是因為痰濕太重。

基於上述觀點，因此，西醫不是主張管住嘴以免過多的營養物質進入腸胃，就是主張鍛鍊，儘量把體內的營養物質消耗掉；而中醫的著眼點在於補脾滲濕、化痰排濁，使脾的運化功能得到恢復和加強，一切就迎刃而解了。

神闕八陣穴位於腹部，腹部為諸陰經之會，為氣血運行的必經之路，更是體內痰濕最容易聚集形成肥胖之處。神闕八陣穴圍繞神闕穴，包括了關元、氣海、水分、陰交、天樞、下脘、建里等調理脾胃功能的多個要穴，從補脾滲濕、化痰排濁著手，起到降脂減肥的作用。

拍打神闕八陣穴從根本改善脾虛狀態，因此，凡是脾虛所致的高血脂、便秘、月經失常、面部色斑等，都有不錯的效果。其中便秘的效果最好，據資料稱，消除便秘達到100%。

臨床研究資料顯示，2歲以前就很胖的小孩容易終身肥胖，減肥也比較困難。有統計數據，大約有80%到成年後依舊是胖子。因此，我們在此呼籲：從小就要預防肥胖！片面追求營養，到頭來只會損傷脾氣，造成滲濕、化

五、穴位拍打

痰、排濁的功能失司，悔之晚矣。

用勞宮穴拍打神闕穴還別有一番深意。勞宮穴屬手厥陰心包經，為心包經之滎穴。配五行屬火，火為木之子，有健脾養胃、調血潤燥、安神和胃、通經祛濕、息風涼血等功效。神闕穴屬任脈，配五行屬水，水為木之母，與勞宮穴相合，則水火相濟，令元氣充身，脾胃健旺。

神闕穴屬水，為陰，勞宮穴屬火，為陽。陽者為「乾」，陰者為「坤」，因此，用手掌掌心的勞宮穴按摩位於臍眼中央的神闕穴，很自然地被稱為「運轉乾坤法」了。

⑩ 拍打膻中穴──寬胸解鬱

人賴氣血而生，血賴氣而行，因此行氣就顯得尤其重要，有道是「養生重在行氣解鬱」。然而，諸多的因素，例如七情內傷、飲食不節、過勞、臟腑功能失調等都會使氣的運行受阻，形成全身的或者局部的氣機運行不暢或者阻滯，從而引起一系列健康問題。

在生活中可以觀察到，當生氣感覺到胸悶時，會情不自禁地拍打自己的心口。實際上是在拍打膻中穴，這是一種天生就會的自救方法。

《素問·靈蘭秘典論》說：「膻中者，臣使之官，喜樂出焉。」是說膻中穴位近心肺，為宗氣發源地，能助心肺運輸氣血，協調陰陽，使精神愉快，故比喻為「臣使之官」。有句成語叫「心花怒放」，其著眼點就是指膻中

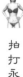

拍打永保安康

穴。因此，由於情緒不佳如生氣、鬱悶等引起胸悶不舒時，拍打膻中穴是最好的選擇。

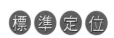

標準定位

位於胸部，當前正中線上，平第4肋間，兩乳頭連線的中點。

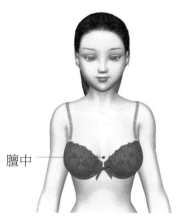

膻中

膻中穴

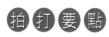

拍打要點

先將雙手搓至極熱，用左手掌心的勞宮穴對準兩乳間的膻中穴拍打，再換右手，左右手輪換各拍打20～30次。

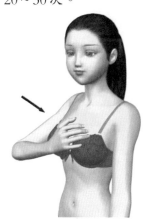

拍打膻中穴

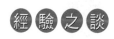

經驗之談

膻中穴又稱「上氣海」，是補氣、行氣、調氣的重要穴位。所以《靈樞·海論》中說：「膻中者，為氣之海。」膻中穴有卓越的寬胸理氣的作用，所以平時感覺胸

五、穴位拍打

103

悶不暢，即可用掌心或掌根拍打膻中穴，不消片刻，您就會感覺到豁然開朗。

現在的人工作壓力都很大，膻中這個穴位非常容易堵塞。因此，每天拍拍膻中穴，能夠行氣解鬱，化解壓力。而對於女性來說，除了舒緩工作壓力之外，還有豐乳的意外收穫哩！

11 拍打百會穴──預防中風、降壓升壓

中風分為兩大類：一類為出血性中風，是指腦血管破裂，包括西醫所說的腦出血和蛛網膜下腔出血。另一類為缺血性中風，包括西醫所說的短暫性腦缺血發作（也叫一過性腦缺血發作）、腦血栓形成、腔隙性腦梗塞以及腦血管痙攣、管腔狹窄和閉塞等疾病。

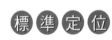

標 準 定 位

位於頭部，當前髮際正中直上5寸，或兩耳尖連線中點處。

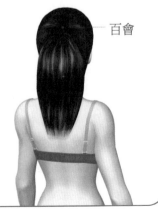

百會

百會穴

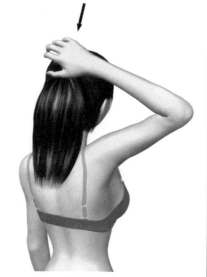

拍打要點

　　將雙手掌心相貼搓至極熱，先用左掌內勞宮穴對準頭頂的百會穴拍打，再用右掌內勞宮穴對準百會穴拍打，左右手輪換拍打百會穴，共拍打15～20分鐘。

拍打百會穴

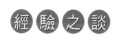

　　百會穴升降自如，能使上逆之氣下降，能使下陷之氣上升，因此凡人體氣機升降方面的疾病，百會穴常能如桴應鼓。因此無論是高血壓還是低血壓，拍打百會穴都能得到調整。

　　拍打結束後，用左手手掌貼於頭頂百會穴，右手手掌覆蓋於左手手背上，稍用力按揉數十次，頭頂部位很快會感到十分舒適。

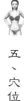

五、穴位拍打

⑫ 拍打湧泉穴──防治口腔潰瘍、潮熱心煩

　　口腔潰瘍、潮熱心煩是陰虛火旺的典型症狀。除此之外，午後潮熱，或夜間發熱，發熱不欲近衣，手足心發熱，或骨蒸潮熱，心煩，少寐，多夢，顴紅、盜汗、口乾咽燥，大便乾結，尿少色黃，舌質乾紅或有裂紋，無苔或少苔，脈細數。或伴有口腔潰瘍反覆發作，疼痛，伴頭昏，腰酸乏力等等，都是陰虛火旺的表現。

　　陰虛火旺屬虛浮之火，亦稱離源之火，是由於陰虛不能制陽，虛陽上亢所致。滋陰就能降火，使火歸於原位，中醫稱為「引火歸元」。

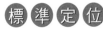

　　在足底部，蜷足時足前部凹陷處，約當足底部第2、3趾趾縫紋頭端與足跟連線的前1/3與後2/3焦點上。

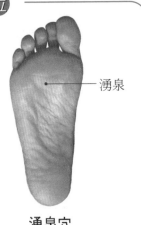

湧泉

湧泉穴

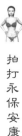

拍 打 要 點

用手背或掌根部位拍打 10～15 分鐘，以足底溫熱為度。

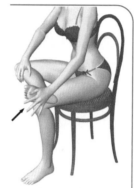

拍打湧泉穴

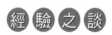 經 驗 之 談

《千金翼方》稱：「凡諸孔穴，名不徒設，皆有深意。」湧泉穴位處人體最低處，穴屬腎經，而「腎主藏精」。刺激本穴，能使腎精充足，如泉水般噴湧而出，故名「湧泉」。

湧泉穴為足少陰經之井穴，具有滋腎水、引火下行的作用，是以下治上的重要穴位。中醫理論治療有「上病下治、下病上取」的方法，「上病下取」指的就是湧泉穴。

養生學家贊成赤腳走路，謂 400～600 萬年前，當人類還是在地上「爬行」的時候，手、腳都可以接陰氣、排濁氣。然而，當人類隨著進化站了起來，騰出雙手來進行各種生產勞動，又將可以接陰氣的雙腳套上了鞋子，人為地杜絕了滋陰排濁的途徑。有機會赤腳走走路吧，它與拍打湧泉穴有異曲同工之妙！

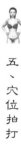

五、穴位拍打

13 拍打衝門穴──防治慢性前列腺炎

慢性前列腺炎主要表現為尿頻、尿急、排尿時疼痛及尿道不適或有灼熱感，有時尿道口流出白色分泌物。會陰部、下腹部隱痛、抽痛或不適，有時腰骶部、恥骨上、雙側腹股溝區甚至雙下肢也有酸脹感。

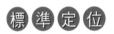 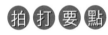

在腹股溝外側，距恥骨聯合上緣中點3.5寸，當髂外動脈搏動處的外側。

用掌側拍打腹股溝的衝門穴，由輕至重，擊打8～10分鐘。

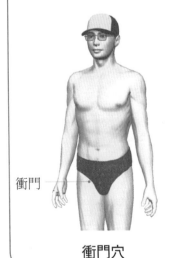 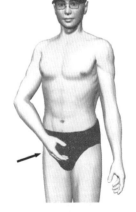

衝門

衝門穴

拍打衝門穴

疼痛可持續存在，也可間斷發生，常常表現為白天工作時感覺不到或感覺較輕，閒暇時或睡覺前感覺明顯。性功能有可能減退，出現不同程度的陰莖勃起障礙、早洩、遺精或射精疼痛等。全身症狀也可出現頭昏、頭脹、乏力、失眠、疲倦、情緒低落等。

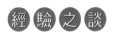

衝門穴為肝、脾經的交會穴，有溫中益氣，疏經活絡之功。衝門穴對於慢性前列腺炎有很好的效果。衝門穴屬脾經，脾經下部諸穴傳來的經氣由衝門穴上衝腹部。

「衝門」之「衝」，表示「衝射」的意思，「門」就是出入的門戶。我們可以借助它調理脾經的經氣，從而恢復肝、腎二臟的機能，最終改善前列腺疾病的一系列症狀。

衝門穴還能治療附件炎、膀胱炎、陰道炎、尿道炎、痛經、陽痿等泌尿生殖系統疾病，其中的道理也就可想而知了。

14 拍打天泉穴——預防急性乳腺炎

急性乳腺炎是乳腺的急性化膿性疾病，多見於初產婦的哺乳期。發病原因是：

其一，乳汁瘀積是發生乳腺炎的基礎。哺乳方法不當，哺乳不暢、乳腺導管堵塞等情況下最易發生乳汁瘀積，成為細菌繁殖的溫床；

五、穴位拍打

　　其二，細菌的逆行感染，在乳頭破裂、乳頭畸形或乳頭外傷的情況下，細菌可從乳頭逆行進入乳房而擴散至乳腺實質，出現紅、腫、熱、痛，開始時乳房不能觸碰，疼痛逐漸加劇，如觸摸會引起劇烈的疼痛。

　　如合併感染，乳房腫塊進一步增大，有波動感，同時腋下淋巴結腫大、疼痛和壓痛，繼而出現寒戰、高熱、白細胞增高等全身症狀。

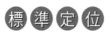

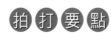

在臂內側，當腋前紋頭下2寸，肱二頭肌的長短頭之間。

四指併攏，自然伸直，用左手四指或手掌拍打右側天泉穴，用右手四指或手掌拍打左側天泉穴，共200下。

天泉—

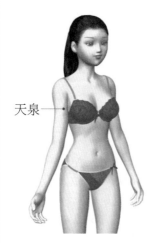

天泉穴

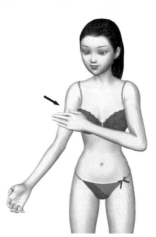

拍打天泉穴

經驗之談

「天」，指上部；「泉」，水湧出處。因穴居上臂，上者為「天」，又因其脈氣下行，淺出如泉，故名為「天泉」。觀穴名即知其穴精氣充盈、來往通利。此穴為治療心痛、心悸、胸悶、氣短、咳嗽痰多以及肩痛、臂痛、足痛的多用之穴，可見其理氣化痰、通絡止痛之功非同一般。

拍打的同時配合中藥煎劑外洗，能提高治癒率。參考方如下：蒲公英30克，連翹30克，加水煎煮，趁熱（40℃）薰洗乳房。

也有研究，在拍打天泉穴時出現紫紅色大小不等的散在瘀血斑，用三棱針將瘀血斑刺破，放血數滴，一般3～5次即可痊癒，較單純拍打法療效得到提高。

（二）雙手組合拍打

雙手組合拍打是指雙手同時拍打，組合拍打的方式主要有相對拍打法和上下拍打法。

相對拍打法是採用相對位置的2個穴位，一個在內側，另一個在外側，按醫生的說法，一個在陰經，另一個在陽經，有「從陰引陽，從陽引陰」的作用。

古代醫家張景岳說：「從陰引陽者，病在陽而治其陰也；從陽引陰者，病在陰而治其陽也。」而陰陽失調是疾病產生的根本原因，因此，調理陰陽就成為拍打療法的基本原則。相對拍打法也就成為調理陰陽的很重要的拍打手法之一。

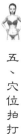

五、穴位拍打

上下拍打法是採用同一條經脈的上、下兩個穴位，上引下行、上通下達，充分調動經脈的潛能。如是陽經，上下拍打能振奮陽氣，就好比紅日當空，陽光明媚，陰霾盡散。如是陰經，上下拍打能補陰填精，就好比江河湖海，取之不盡，用之不絕。

1 拍打神闕與命門——祛病強身

神闕與命門關乎人之生死，所謂「生於神闕，死於命門」。

自父精母血結而成胎，由臍帶連接著母體和胎兒的神闕穴，胎兒生長發育所需要的所有營養物質都是由母親通過臍帶，從胎兒的神闕穴輸入，直至生長成人。所以，神闕穴為五臟六腑之本，為任脈、衝脈循行之地、元氣歸藏之根，為連接人體先天與後天之要穴，所以說「生於神闕」。

呱呱墜地之後，響亮的哭聲宣告了新生命的誕生，並開始吸入自然界的空氣，從此不再依賴臍帶，只靠著腎中的先天之氣，開始了生命的旅程。

命門又名精宮，男子以藏精，女子以繫胞，其氣與腎通，是生命之根本。《景岳全書》中說：「命門為元氣之根，為水火之宅。五臟之陰氣，非此不能滋。五臟之陽氣，非此不能發。」

在整個生命過程中，腎陽始終擔負著維持生命活動的重任，是生命之門，是生命力的中心，所謂「有陽氣則生，無陽氣則死」，所以說「死於命門」。

神闕為任脈上的陰穴，命門為督脈上的陽穴，養生家又稱此二穴為「水火之官」。神闕和命門前後相對，陰陽和合，則身強體壯、百病不侵。

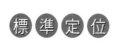

神闕穴：在臍中央。

命門穴：在腰部，當後正中線上，第2腰椎棘突下四陷中。

神闕

命門

神闕、命門穴

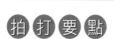

站立，全身放鬆，先把右手手心按在肚臍眼上，左手手背按在命門穴上，接著上身右轉，帶動兩手甩動，右手往後甩，去拍打命門穴，同時左手往前甩，去拍打神闕穴。拍下後手掌馬上隨著身子的左轉而彈起，右手往前甩拍神闕穴，左手往後甩拍命門穴。如此反覆拍打10～15分鐘。

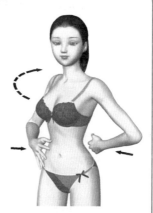

拍打神闕與命門

經驗之談

神闕為胎兒生命的根蒂，為溫補脾陽、回陽救逆的要穴；命門為元陽之所在，有補腎壯陽、統攝全身陽氣的功效。兩穴同時拍打，能迅速振奮脾腎的陽氣。更為奇妙的是，神闕穴居於任脈，屬陰；命門穴位在督脈，屬陽，任督二經分行一身之前後，為陰、陽經之海，二經合拍，陰陽交泰、百脈皆和、陰陽雙補。

神闕和命門前後相對，就像太極陰陽圖的兩個魚眼。當我們自然地甩起手來拍打的時候，好像是在畫陰陽魚那優美的曲線。我們的身體就好像一個左右轉動的太極，陰生陽長，陰陽互根，「不唯癒疾，而且延年」。

神闕與命門是人體的兩大保健穴位，經常拍打，可以起到行氣通血，調和陰陽，袪病強身的作用。

② 拍打關元與腰陽關──補諸虛百損

虛是指體質虛弱，按照中醫的觀點「虛則補之」，故補虛成為中醫的一大治法。

「虛」所包括的範圍很廣，有先天稟賦不足所致的「虛」，有後天疾病、調養不當所致的「虛」。「虛」的性質有氣虛、血虛、陰虛、陽虛，「虛」的部位又可分為心、肝、脾、肺、腎。每一臟又有氣、血、陰、陽虛弱的不同，如肺氣虛、脾陽虛等。

全身而言，由於臟腑之間互相促進、互相制約的關

係，所以一旦某臟「虛」了，會導致其他臟的功能紊亂，也出現「虛」證。如肺脾兩虛、心脾兩虛、脾腎兩虛等。當然，「虛則百病叢生」，「邪」從外侵、虛由內生，造成虛實夾雜、正虛邪戀的狀態。

先天稟賦不足所致的「虛」，主要在於腎虛；後天疾病、調養不當所致的「虛」，主要在於脾虛。有道是「脾為後天之本」，脾「運化水濕」，吸收水穀精微，使先天之本的腎不斷得到充養。

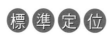

標準定位

關元穴：位於下腹部前正中線上，當臍下3寸處。

腰陽關穴：在腰部，當後正中線上，第4腰椎棘突下凹陷中。

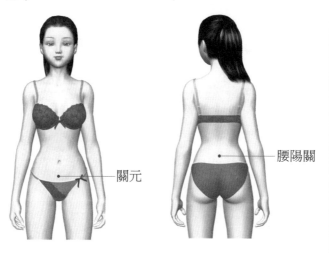

腰陽關

關元

關元、腰陽關穴

五、穴位拍打

關元穴位於下腹中央，又稱之為丹田，是「性命之祖，生氣之源，五臟六腑之本，十二經脈之根，陰陽之會，呼吸之門，水火交會之鄉」（《難經》語）。人體的強弱、生死存亡，全賴丹田元氣之盛衰。人的元氣發源於腎，藏於丹田，借三焦之道，周流全身，以推動五臟六腑的功能活動。藏於丹田的元氣充實、旺盛，則五臟功能協調而諸虛得補，體質就會逐漸強壯起來。

腰陽關穴屬督脈，能調腎氣、利腰膝、祛寒濕，有雙向調節的作用。穴處腰眼（第4腰椎棘突下俗稱「腰眼」，為腰椎疾病高發地段），故多用於腰部疾患。然究其穴性，以升發陽氣為長，陽氣盛而寒濕去。與關元合用，補虛效果驟增。

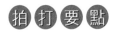

拍 打 要 點

一手手掌拍打關元穴，同時另一手掌置於身後，拍打腰陽關穴，由輕至重，拍打 10～15 分鐘，或以小腹深處感覺溫熱為度。

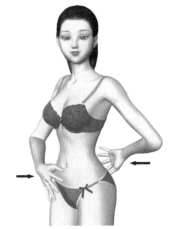

拍打關元與腰陽關

拍打永保安康

關元穴為男子藏精之所，女子受胎之地，人的性命由此產生，發育、成長，故又名生門、胞門，具有補腎壯陽、調理衝任、理氣和血、強身健體等作用。

關元穴位於人身陰陽元氣交關之處，因能大補元陽而得名。又是足三陰經和任脈的交會穴，「乃男子藏精、女子蓄血之處」、能補「諸虛百損」（《類經圖翼》）。

腰陽關為元陰元陽關閉之所，位在腰部，故稱「腰陽關」。

關元和腰陽關遙相呼應，一屬任脈為陰，一屬督脈為陽。合用則大補元氣、填精益血、壯陽固本。

凡先天不足、久病體虛以及一切虛勞冷憊、羸瘦無力、腰膝酸軟、精力不足等元氣虛損的病症，例如久瀉、脫肛、疝氣、便血、溺血、小便不利、尿頻、尿閉等泌尿系病症；遺精、白濁、陽痿、早洩等男科病症；月經不調、經閉、痛經、赤白帶下、子宮脫垂、功能性子宮出血、外陰瘙癢、惡露不止、胞衣不下等婦科病症，以及男女性慾下降、婚後多年不孕不育等，皆應對拍關元穴和腰陽關穴。

③ 拍打大椎、腰陽關──補陽通陽

人之陽氣至關重要，所謂「陽強則壽，陽衰則夭」、「得陽者生，失陽者亡」。陽氣越充足，人體越強壯。陽

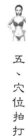

氣不足，人就會生病。陽氣完全耗盡，人就會死亡。

陽氣是人體物質代謝和生理功能的原動力，是人體生殖、生長、發育、衰老和死亡的決定因素。

張景岳在《傳忠錄·辯丹谿》中說：「凡陽氣不充，則生意不廣，而況乎無陽乎，故陽惟畏其衰，陰惟畏其盛，凡萬物之生由乎陽，萬物之死亦由乎陽，非陽能死物也，陽來則生，陽去則死矣。」

陽氣有自然衰退的必然過程：女子開始來月經，男子開始精滿而溢的時候，陽氣到達極限，以後開始走下坡路。到了更年期陽氣衰退就很明顯了：女子六七，三陽脈衰於上，面皆焦，髮始白，男子六八，陽氣衰竭於上，面焦，髮鬢斑白。

如何知道自己陽氣不足呢？比較典型的表現是倦怠、怕寒、手腳冷、舌胖有牙齒痕、脈搏沒有力、不容易摸到等。心的陽氣不足者手足不溫、唇舌清瘀，甚者胸悶、胸痛等。肝的陽氣不足者容易疲勞、肝陽上亢等。脾的陽氣不足者食慾不振、消化不良、濕濁不化而肥胖等。肺的陽氣不足者氣短乏力、夜間咳嗽等。腎的陽氣不足者性慾低下、陽痿、性冷淡、宮寒不孕等。

人之生長壯老，皆由陽氣為之主，精血津液之生成，皆由陽氣為之化，所以歷代養生家皆以補陽通陽為養生之秘訣。所謂「天之大寶，只此一丸紅日；人之大寶，只此一脈真陽！」

《黃帝內經·靈樞》上稱：「人到四十，陽氣不足，損與日至。」故補陽通陽尤其是中老年人養生保健之首要。

標準定位

大椎穴：在頸部後正
中線上，第7頸椎棘突下
凹陷中。

腰陽關穴：在腰部，
當後正中線上，第4腰椎
棘突下凹陷中。

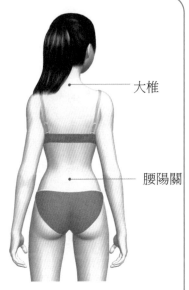

大椎

腰陽關

大椎、腰陽關穴

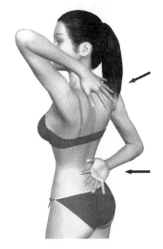

拍打大椎、腰陽關

拍打要點

身體直立，以雙手
掌和手背上下前後擺
動，分別拍打大椎穴及
腰陽關穴各100～200
下。

經驗之談

　　大椎穴和腰陽關穴皆屬督脈，為「三陽督脈之會」，因此大椎穴內可通行督脈，外可循行於三陽經脈，具有調節全身陽經經氣的作用。又因大椎穴位於脊背的上端，是為「陽中之陽」。

　　腰陽關穴位於第4腰椎棘突下，兩旁為足太陽膀胱經之大腸俞穴。腰陽關穴位近大腸，由大腸橫通足太陽及其各穴以通臟腑。

　　拍打大椎穴和腰陽關穴，屬於上下相通法。上下相通能更好地振奮人體陽氣，陽得補，補而通，通則諸陽升，諸陽升而如豔陽高照，冰雪消融、陰霾盡散，諸症自除。

④ 拍打膻中、神道──心、肺雙調

　　人體的結構功能十分的複雜，但是最要緊的是氣、血二字。氣是生命最本質的體現，血是生命最基本的物質基礎。

　　在血液「灌溉」各個臟腑器官的過程當中，氣起著決定性的作用。所謂「氣行則血行，氣滯則血瘀」。氣與血還能互相轉化，氣有餘而生血，血有餘而生氣。

　　中醫學說認為「肺主氣」、「心主血」，因此，氣血的運行與心肺有極為密切的關係，心肺的保健也就成為養生保健中首當其衝的保健措施。

標 準 定 位

膻中穴：在胸部，當前正中線上，平第4肋間，兩乳頭連線的中點。

神道穴：在背部，當後正中線上，第5胸椎棘突下凹陷中。

拍 打 要 點

站立，以一手手掌拍打前胸膻中穴，同時另一手手背拍打肩胛骨中間的神道穴，拍打由輕至重，共約10～15分鐘。

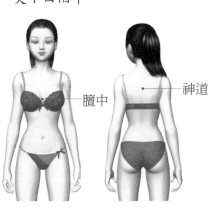

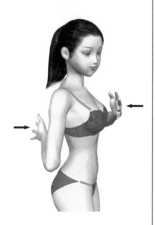

膻中、神道穴

拍打膻中、神道

經 驗 之 談

膻中為氣之會穴，又為氣功家的「上氣海」穴，又是任脈及脾經、腎經、小腸經、三焦經的交會穴，具有調理人身氣機之功能。凡氣機不暢之一切病變，皆取膻中。神道穴兩側為心俞，「心藏神」，故神道穴為心氣之通道，

能補益心肺之氣，還能寧心安神、調節心律。

　　膻中、神道皆能補氣、行氣，然膻中偏於肺，而神道偏於心。凡心肺疾患，如咳嗽氣喘、胸悶胸痛、早搏、心動過速或傳導阻滯等，皆可拍打膻中與神道穴，心肺雙調，效果立現。

5 拍打鳩尾、至陽——心、胃、肝膽都有益

　　心臟疾病十分常見，如心動過速、心動過緩、心律不整、心痛、早搏等，胃的疾病更是多見，如慢性胃炎、胃潰瘍、胃下垂、嘔吐、呃逆等。肝膽疾病的發病率逐年大幅度提高，尤其是慢性肝炎和慢性膽囊炎、膽石症。

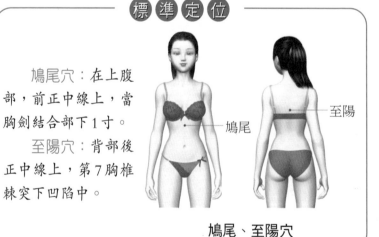

標 準 定 位

　　鳩尾穴：在上腹部，前正中線上，當胸劍結合部下1寸。

　　至陽穴：背部後正中線上，第7胸椎棘突下凹陷中。

鳩尾　　至陽

鳩尾、至陽穴

拍打要點

用一手手指或掌根拍打鳩尾穴，另一手手背置於身後，拍打至陽穴，共10〜15分鐘。

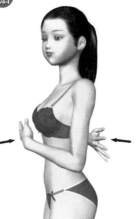

拍打鳩尾、至陽

經驗之談

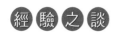

鳩尾位於心口窩，心口窩上方有胸骨，醫學上稱為劍突。由於劍突的形狀與斑鳩尾巴相似，故而古人將本穴稱為鳩尾。

鳩尾穴歷來是治療精神疾病的要穴，有「鳩尾獨治五般癇」之說，能寧心安神、和胃降逆。至陽穴除用於心律不整等心臟疾患之外，疏肝利膽、理氣化濕是其特長。

鳩尾穴功擅心胃疾患，位於陰；至陽穴力偏肝膽病變，位於陽。同時拍打此二穴，可互補短長，陰陽互通，效力更強。

6 拍打氣海與命門——保養精氣神

人的生命起源是「精」，維持生命的動力是「氣」，而生命的體現就是「神」的活動，所以說精充氣就足，氣足神就旺；精虧氣就虛，氣虛神就少。

古代養生家把「精、氣、神」稱為人身的三寶，有「天有三寶日、月、星；地有三寶水、火、風，人有三寶精、氣、神」之說。

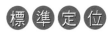

氣海穴：位於下腹部前正中線上，當臍下1.5寸處。

命門穴：在腰部，當後正中線上，第2腰椎棘突下凹陷中。

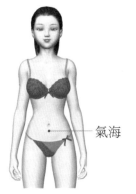
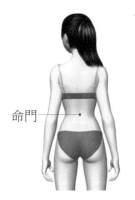

命門

氣海

氣海、命門穴

拍打要點

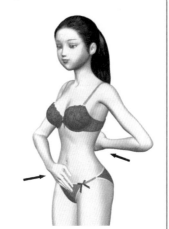

四指併攏，拍打氣海穴，另一手置於身後，用手背拍打命門穴。由輕至重，由慢漸快，共拍打10～15分鐘。

拍打氣海與命門

經驗之談

觀「氣海」之名，即知本穴為「氣」之彙聚之所。試觀海水之化雲升騰，降為雨露，即天地間之氣化循環也。而人身之氣息升降皆為氣海之所能。凡無限寬廣、無邊無際皆曰「海」，如「雲海」、「林海」、「人海」之類，亦可知本穴之氣浩瀚無垠也！大氣所歸，猶百川之匯海者，故名「氣海」。

「命門」又名「精宮」，男子以藏精，女子以繫胞，其氣與腎通，是生命之根本。《景岳全書》中說：「命門為元氣之根，為水火之宅。五臟之陰氣，非此不能滋。五臟之陽，非此不能發。」

五、穴位拍打

　　且氣海穴上有神闕，神闕主神，下有關元，關元主精，而氣海居於其中，自下而上呈現著氣由精化，神由氣主的密切關係。至此，您是否已豁然開朗：保養精、氣、神，拍打氣海與命門！

六、臟器拍打

　　臟器拍打是最直接、最明瞭、針對性最強的拍打。拍打部位的確定也很明確，只要明白臟腑器官在人體體表的投影部位，就能夠很好地進行拍打。

　　臟器拍打的適應範圍，基本上是拍打什麼臟器，就適應該臟器的疾病和症狀。如拍打心臟，其適應的病症就是各種心臟疾患所引起的心慌、心跳、胸悶、早搏等症狀。

　　如拍打肺部，其適應的範圍就是肺部的疾患所引起的咳嗽、氣喘、痰多等症狀。

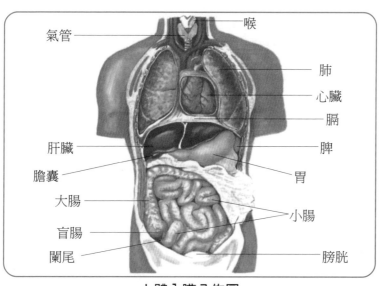

喉
氣管
肺
心臟
膈
肝臟
脾
膽囊
胃
大腸
小腸
盲腸
闌尾
膀胱

人體內臟分佈圖

臟器拍打要切記千萬不可孟浪，也不可急躁，拍打力度宜輕，拍打頻率宜緩。從輕微的拍打動作開始，仔細體驗，如無不適，才可增加拍打力度和時間。

雖然說由於經脈之間錯綜複雜的聯繫，拍打某臟器，除了能夠治療該臟器的病症之外，還有別的效用，然而，只要記住了以上這一點，也就基本掌握了臟腑器官拍打的主要適應證了。

1 心臟──强心益心，預防各種心臟疾病

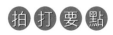
拍 打 要 點

　　心臟位於胸部稍偏左側部位，用一手手掌掌心直接拍打心臟部位，另一手置於身後，用手背拍打與心臟相對應的後背部位約 10～15 分鐘。

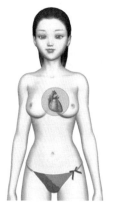

心臟位置圖

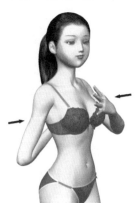

拍打心臟部位

適宜病症

各種類型的心臟病，如冠心病、心肌缺血、心衰、慢性心肌梗塞等出現胸悶、心慌、心動過速、心動過緩、輕微心絞痛者。

經驗之談

拍打心臟部位對心慌、心跳的效果較好，尤其是對早搏，效果比較顯著，同時胸悶症狀的改善，讓患者感覺到生活質量提高了一大步。

建議：無論您的早搏情況如何，只要您還沒有安裝起搏器，那麼趕快拍打心臟。還沒有吃上藥的，可以不再吃藥。已經吃上藥的，隨著症狀的減輕，可以減少藥量，甚至可以停止服藥。

女性的心臟部位上覆蓋著乳房組織，不便拍打，可以避開一些，拍打胸口和兩乳房中間以及乳房上下兩側和乳房外側，特別是胸口部位，這裏有璇璣、華蓋、紫宮、玉堂、膻中、中庭等穴，可重點拍打。

對於女性而言，除了可預防和治療心臟疾患，對於乳腺小葉增生也有一定的療效。

心臟剛做過手術以及安裝起搏器的朋友不宜直接拍打心臟部位。後心部位如自己不便拍打，可以請人幫助拍打。由輕至重，循序漸進，是心臟拍打尤其需要注意的事項。

2 肺臟──清肺止咳，預防各種呼吸系統疾病

拍打要點

　　肺臟位於整個胸部，拍打時用掌心按肺臟輪廓順時針或逆時針方向緩慢移動。一般可以用左手手掌掌心拍打右側肺臟，用右手手掌掌心拍打左側肺臟約 10～15 分鐘。

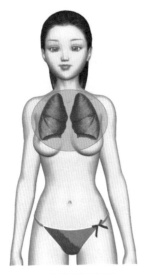

肺臟位置圖

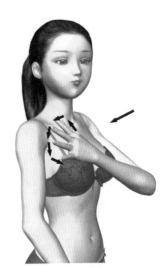

拍打肺臟部位

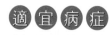

各種呼吸系統疾病，如慢性支氣管炎、哮喘、肺氣腫、肺心病、肺纖維化等出現短氣、胸悶、咳嗽、咳痰者。

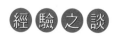

拍打時應屏住呼吸後再拍打，一是可以避免損傷，二是因為屏住氣以後，拍打的力度可以適當大一些，以確保拍打的效果。

另外，拍打肺部時，也可以稍稍扭動腰部，使兩條手臂隨之甩動，趁勢交替拍打胸部的左右兩側。

3 掌拍頭頂——防治凿動脈硬化，降升血壓、調節情緒

拍打要點

　　脾臟及部分胃位於左側肋骨裏面，部分胃在上腹偏左部位。拍打時四指併攏，按順時針或逆時針方向，一邊移動一邊輕輕拍打脾胃在體表的投影部位約 10～15 分鐘。

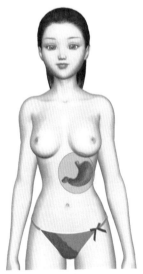

脾、胃位置圖

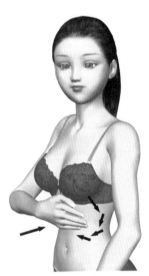

拍打脾胃部位

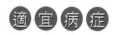

各種脾胃疾病，如慢性胃炎、胃及十二指腸潰瘍、胃下垂、脾大等出現泛酸、噯氣、腹痛、噁心、食慾不振、消化不良者。

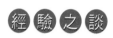

拍打脾胃部位時，力度宜輕，待適應後方可慢慢增加力度。

六、臟器拍打

4 肝臟和膽囊——疏肝利膽，預防各種肝膽疾病

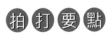
拍打要點

　　肝膽位於右側肋骨裏面，拍打時四指併攏，從右側肋骨下段開始，一邊拍打一邊向斜向左側肋骨上方移動。反覆沿肝臟在體表的投影部位拍打約10～15分鐘。

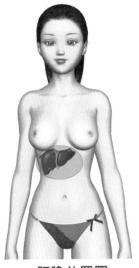

肝膽位置圖

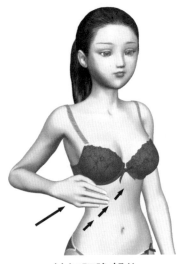

拍打肝膽部位

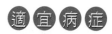

各種肝膽疾病，如脂肪肝、肝硬化、慢性膽囊炎、膽石症、膽囊息肉等出現肝區脹悶疼痛、膽絞痛、心情煩躁易怒、情緒容易波動者。

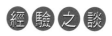

拍打肝膽部位時，力度宜輕，待適應後方可慢慢增加力度，切忌孟浪行事。經常拍打肝臟可以有效改善情緒狀態。

兩脅是肝經的循行部位，「肝主疏泄」，凡心情煩躁易怒、情緒容易波動者，應從脅部向上延伸拍打，能使效果增強。

長期拍打有預防膽結石發生的效果，對於膽結石患者有排石的作用，尤其是泥砂型結石效果較好。如果結石較大或形狀不規則，排石過程中有可能被卡住而發生膽絞痛，應立即去醫院處理。

5 腎臟——強腎健腰，預防各種腰部疾病

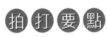

拍打要點

　　腎臟位於腰部脊柱的兩側，拍打時用兩手手背或手掌，同時或交替拍打約 10～15 分鐘。拍打力度由輕至重。

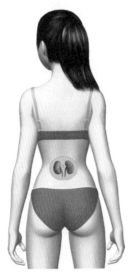

腎臟位置圖

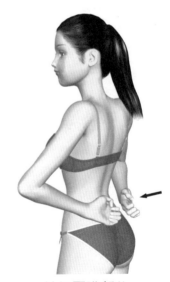

拍打腎臟部位

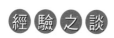

腰肌勞損、腎虛、腰酸痛、腰椎間盤突出等。中醫講
「腎為先天之根本」，經常拍打腎臟和腰部可以增強腎
氣，提高身體的免疫力和抗病能力。

另外，增強腎氣、提高免疫力除拍打腎臟和腰部以
外，還可以沿頸部大椎穴一直拍打到尾椎。

經驗之談

拍打時宜站立，上身稍向後仰，此時腰部肌肉處於最
為放鬆的狀態。拍打的力度容易滲入而取得較好的效果。

腰肌勞損一般損傷最為嚴重的部位在第 4～5 腰椎處，
應作為重點拍打部位，拍打時間長一些、拍打力度重一些
為好。

中醫認為「腰為腎之府」，所以拍打腰部有一定的補
腎作用。不僅可以補腎氣，還可以補腎精，但對於腎虧比
較明顯，引起耳鳴、聽力下降者，除了拍打腰部外，還應
配合沿脊柱拍打，即從頸椎向下拍打到腰骶部，以促使腎
精上升至巔頂。

6 大腸、小腸——預防便秘，緩解腹瀉

拍 打 要 點

　　大腸、小腸位於整個下腹部，拍打時用一手手掌按順時針方向，一邊拍打一邊緩緩移動，週而復始，拍打約 10～15 分鐘。可以用左手或右手手掌拍打，也可左、右手交替拍打。

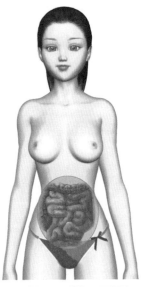

大腸、小腸位置圖

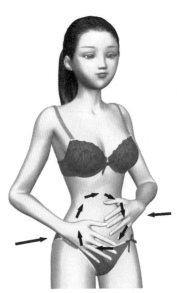

拍打大腸、小腸部位

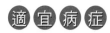

適宜病症

各種腸道疾病，如慢性腸炎、慢性腸道功能紊亂等出現腹痛、便秘、腹瀉以及便秘、腹瀉交替發作者。

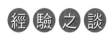

經驗之談

拍打大腸、小腸能夠調整其消化吸收的功能，促進排泄腸道宿便，促進腸道水液代謝，因此除了針對各種腸道疾患外，還具有減肥的功效。

拍打時腹部肌肉宜繃緊，拍打力度以能忍受為度。

7 膀胱——預防各種膀胱疾病

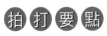
拍打要點

　　膀胱位於下腹中央最低的部位。拍打時應先排空尿液，四指併攏先輕後重進行拍打。

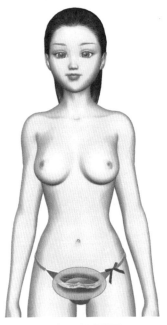

膀胱位置圖

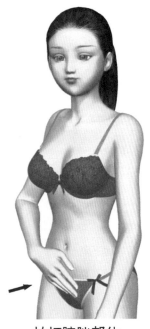

拍打膀胱部位

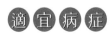

適宜病症

膀胱疾病，如膀胱炎、膀胱括約肌鬆弛出現排尿淋瀝
不淨、起夜次數多、大笑致尿液漏出者。

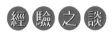

經驗之談

拍打時收縮下腹部，會陰、肛門處肌肉收縮，如嫌四
指拍打力度不夠，可用掌心拍打，以膀胱深處感覺到溫熱
為佳。

如症狀嚴重，可配合拍打腰骶部，前後同時拍打，效
果更為顯著。

8 輸卵管——消炎止痛，婦科調理

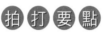

拍打要點

輸卵管位於下腹部兩側。拍打時用手掌及四指，從下腹兩側最低處逐漸往上拍打，直至與肚臍相平的部位。再向下拍打至最低處，如此反覆來回拍打約 10～15 分鐘。

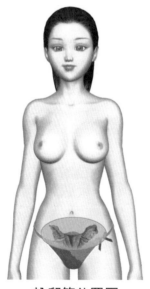

輸卵管位置圖

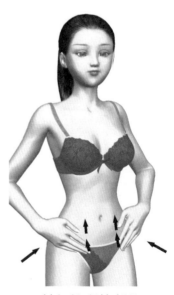

拍打輸卵管部位

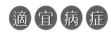

輸卵管炎、附件炎所引起的下腹兩側隱痛、可捫到條索狀或塊狀物者。

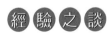

條索狀或塊狀物是人體對於病變的反應，儘快地促使條索狀物或塊狀物消散，往往能使疾病消失於不知不覺之中。捫到條索狀或塊狀物後，認定部位進行重點拍打，能儘快促進其消失。

七、拍打用藥

　　拍打用藥是指在拍打時用手指或手掌蘸以藥液，使藥物借助拍打，迅速地向深層組織滲透，直達病所，且所用藥物經過白酒或酒精浸泡，藥物借酒勢以行藥力，則通經活絡、散邪止痛作用更強。

　　拍打用藥多用具有祛風、散寒、除濕、行氣、活血、通絡作用的中藥，用白酒浸泡，酒性功竄，走而不守，則通經活絡的作用更強。因此，凡是「風、寒、濕、痰、氣、瘀」等各種致病因子阻塞經絡所引起的疾病，拍打時配合藥液能增強效果。

1 熱薑湯

適應病症

　　感受風寒而出現的頭痛、頸痛、四肢關節或全身肌肉酸痛等症者。

藥物製備

　　取乾薑30克，放入鍋中，加水250毫升，煮沸10分鐘後，棄渣，候至手能接觸，即用手指或手掌蘸之拍打。

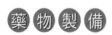

2 熱蒼朮艾葉湯

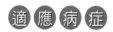

感受風、寒、濕邪而導致的風濕性或類風濕性關節炎發作。

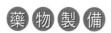

取蒼朮30克，艾葉60克，加水500毫升，濃煎成100毫升左右，趁熱使用。

3 熱米酒（或白酒）

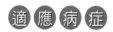

感受風寒所致的全身酸痛或頸痛、上下肢疼痛、雙小腿轉筋等不適。

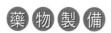

取米酒（或白酒）100毫升，倒入搪瓷碗中，燉熱至稍燙（約70℃左右）後，趁熱使用。

米酒性味溫辛，具有解表散寒、升提陽氣功效，可促進血液循環、新陳代謝，故對風寒所致的疼痛有效。

4 身痛通用方一

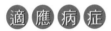

身痛，無論何部位的酸痛、脹痛、冷痛。

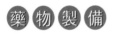

桂枝 30 克，大黃 30 克，生川烏 20 克，生草烏 20 克，威靈仙 20 克，麻黃 20 克，透骨草 30 克，桑枝 15 克，細辛 20 克，羌活 20 克，防風 20 克，生馬錢子 20 克，乳香 20 克，沒藥 20 克，紅花 20 克，秦艽 20 克，延胡索 20 克，樟腦 15 克，冰片 6 克。

上藥加 75% 的酒精 2500 毫升，浸泡半月後濾出藥液，密封備用。

5 身痛通用方二

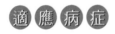

身痛，無論何部位的酸痛、脹痛、冷痛。

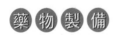

取生川烏 30 克，生草烏 30 克，細辛 30 克，紅花 20

克，羌活30克，獨活30克，威靈仙20克，當歸30克，川芎20克，樟腦15克，冰片6克。

用75%的酒精2000毫升浸泡1個月，然後濾出藥液，密封備用。

八、常用拍打健身功法

1 手足十二經拍打健身法

　　手足十二經拍打健身法是根據人體經絡的走向、銜接和分佈特點而設計的。

　　人體有手三陽經、手三陰經、足三陰經、足三陽經，十二經脈相互銜接、週而復始。如：手三陰經起於胸腹，沿上肢內側到達指端掌面。手三陽經起於指端背側面，沿上肢的前、外、後側上行到達頭面部。足三陽經起於頭面，沿體前、體側、體後、股前、股外、股後下行到達足背外側趾端。足三陰經起於足趾端底面，沿下肢內側上行，直達胸腹而止。凡陰經皆布於四肢的內側，而陽經布於四肢的外、前、後側。

　　十二經脈的銜接是這樣的：

　　手太陰肺經 ──→ 手陽明大腸經 ──→ 足太陰脾經 ──→ 手少陰心經 ──→ 手太陽小腸經 ──→ 足太陽膀胱經 ──→ 足少陰腎經 ──→ 手厥陰心包經 ──→ 手少陽三焦經 ──→ 足少陽膽經 ──→ 足厥陰肝經，然後又由手太陰肺經，重複上述循環。

　　「頭為諸陽之會」，手三陽經脈和足三陽經脈均會於頭部，因此拍打頭部是個很重要的內容。具體動作如下：

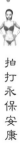

拍打永保安康

（1）手三陽經拍打法

雙手從體側升起，至與肩平。然後先用左手拍打右手，再反過來以右手拍打左手。其部位由手背側之指背開始，向上經手背、手腕、小臂、大臂、肩、肩背、項、後頭、頭側面至面頰部，此為一遍，如此拍打數遍，每側持續約2～3分鐘。

其節奏急緩適中，速度均勻，輕重以適宜為度。

【功能】暢達手三陽經氣，強健手三陽臟腑，散局部之外邪，助臟腑之內氣。

【適用範圍】養生強身必練之法，外感頭痛、肩痛、落枕等。

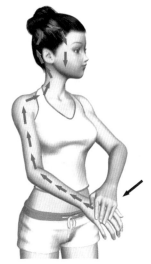

拍打手三陽經

（2）手三陰經拍打法

雙手自兩側升起，至與肩平。然後先用左手拍打右側，再以右手拍打左側。其部位由胸部開始，經肩前、腋下、大臂內側、肘窩、小臂內側、手掌，至手指端，此為一遍。如此拍打數遍，

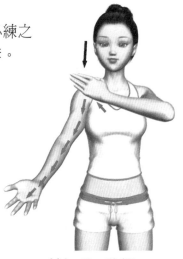

拍打手三陰經

八、常用拍打健身功法

每側持續約2～3分鐘。

其節奏、輕重及速度要求同上。

【功能】通暢手三陰經脈，調和手三陰經氣血，強健其內連的臟腑，祛除其局部的外邪。

【適用範圍】養生必修之法，胸悶不暢、胸痹悶痛、咳嗽、氣鬱結胸等症。

（3）足三陽經拍打法

雙手自體側升起，至與肩平，然後先用左手拍打右側，再用右手拍打左側。其拍打部位由頭部側面至腦後、項部，下轉入背部、腰部、骶部、臀部、股外側、脛外側直到足背、足趾。

其拍打速度要穩，節奏要勻，每側拍打約2～3分鐘。

【功能】通暢足三陽經脈，強化該經脈中營、衛、氣、血的循環能力，既可祛邪，又可防邪內侵。

【適用範圍】用於強身健體，養生防病或腰腿疼痛、膝痛、下肢疲乏無力等。

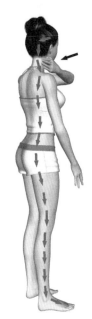

拍打足三陽經

（4）足三陰經拍打法

雙手自體側升起，至與肩平，然後先用左手拍打右側，再用右手拍打左側。其部位為：由左胸上側的府俞穴（足少陰腎經）、周榮穴、大包穴（二穴均屬足太陽脾

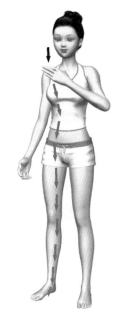

經）、期門穴、章門穴（二穴屬足厥陰肝經）開始向下拍打，經腹部、小腹，轉入股內側、脛內側、內踝，直至足心。

其拍打速度要穩，節奏要勻，力度要適中，每側拍打 2～3 分鐘。

【功能】通暢足三陰經脈，強化該經的經氣運行，降濁陰，升清陽，扶正祛邪。

【適用範圍】用於強身健體，養生防病或胸腹不適，濁氣上擾等症。

拍打足三陰經

十二經拍打法，雖然拍打各經有各經的功用和適用範圍，但是拍打時十二經脈連在一起拍打，對全身的保健效果比較全面。一般完成一整套的十二經拍打健身法，用時15分鐘左右。

② 大雁氣功拍打健身法

這套功法是大雁氣功體系中用於中老年人健身治病的一套功法。特點是結構簡易，動作柔和，宜於中老年人鍛鍊，可疏經活絡，氣血流通，調節陰陽，習時短，見效快。

本功法採用對十二正經順序拍打之法，來通導全身經絡；透過對一些大穴位貫氣和排甩病氣以激發全身起主導作用的經穴的效應；動作中穿插了走簡易八卦步，使八卦方位效應起到對人體陰陽調節的作用；同時每節動作配一句口訣，動作和口訣相結合，從而加強了人體氣場的激導。這樣，可以比較有效地做到疏通人體的百會和湧泉兩個主穴，氣貫上、中、下三個丹田，理通三焦（心、肺、胃、肝、脾、膀胱、帶脈、命門和腎臟），通經活血，平衡陰陽，調節臟腑的機能活動，收採天地大自然之元氣，補充人體的精氣，排除體內的病氣、毒氣，提高醫療和健身的效果。

本功法不僅適合於老年人，也同樣適用於中、青年人，對身體虛弱、經穴閉塞，不能做較複雜動作的人尤為適宜。對各種慢性病沒有禁忌。

本功法採用自然呼吸法，不用意念導引，輕鬆自然，所以，能夠絕對防止出偏，而且可以在一定程度上起糾偏作用。

 口訣

雙手對心胸，經絡要疏通。帶脈晃三晃，五臟六腑鬆。
抬膀慢行步，氣貫湧泉通。病氣甩入地，收氣歸丹田。

 功法

（1）預備式

身體自然站立，兩腳平行與肩同寬，頭微上頂，頸直，雙肩放鬆，虛腋，兩臂自然下垂於體側，掌心向裏，

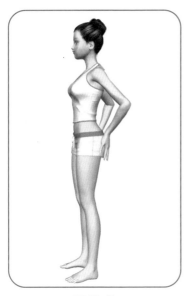
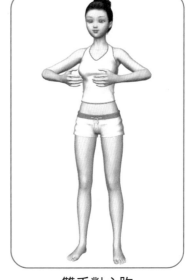

預備式　　　　　　　　雙手對心胸

內勞宮對環跳，五指分開微屈，口微閉，舌輕舔上腭。眼平視前方，全身自然放鬆，寧心入靜片刻，排除雜念，沉氣3遍。

　　以下各節動作，在動作開始時默念該動作名稱口訣3遍。

（2）雙手對心胸

　　兩手從兩側緩緩上提，手心向下，當手提至與肩同高時，手腕內旋，同時鬆肩墜肘；呈胸前抱球勢，十指相對約距8～10公分，掌心對胸氣戶穴，手離胸30公分左右。眼視前方。稍停片刻接下勢。

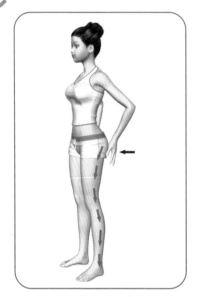

拍打足少陽膽經

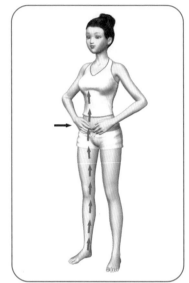

拍打足三陰經

（3）經絡要疏通

兩手沿前胸下落至環跳穴，用空心掌循經拍打9個九數，共拍打81下。拍打時默念一、二、三、四、五、六、七、八、九，……一、二、三、四、五、六、七，八，九。

一九，足少陽膽經拍打

雙手從胸前呈弧形下移，手心向裏內勞宮對環跳，稍停，然後手變空掌拍打環跳3下，再順足少陽膽經（下肢外側）拍打6下，拍打至足外踝。即在大轉子、股外中、膝外上、膝外下、腓外中、外踝各拍1下。

二九，足三陰經拍打

雙手空掌，從內踝開始，左手拍打左腿內側，右手拍

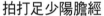

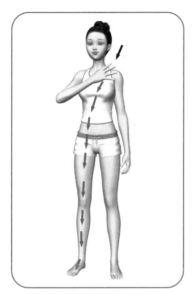

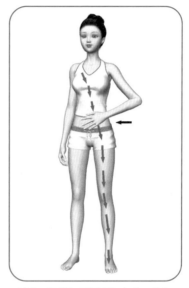

拍打足陽明胃經（右手）　　　拍打足陽明胃經（左手）

打右腿內側，從內踝沿足三陰經拍打至大腿根內側，再從小腹拍打至胸，共9下。即在內踝、脛內中、膝內下、膝內上、股內中、股內上、下腹、上腹、胸（乳下方）各拍1下。

三九，足陽明胃經拍打（右手）

右手空掌從左胸上部氣戶穴開始拍打，經膻中至右側，沿右側足陽明胃經向下拍打至足背，共拍打9下。即在氣戶（左胸上部）、兩乳間、臍右側，腹前上、腹前中、膝蓋、膝前下、脛前下、足背各拍1下。

四九，足陽明胃經拍打（左手）

左手空掌從右胸上部氣戶穴開始拍打，動作順序同上，唯左右相反，對稱。

五九，足太陽膀胱經拍打

雙手掌分別從兩足跟向上，沿足太陽膀胱經拍打至腎俞穴，共拍9下。即在足跟上、小腿肚、膕窩下、膕窩、腿後中、臀橫紋、臀中部、臀上部、腰部各拍打1下。

六九，左手三陰經拍打

右手空掌，從左胸氣戶穴起，循三陰經（上肢內側）拍打至上肢端指尖，共拍9下。即在腋下、肩前、肩上、上臂內中、肘關節、前臂內中、腕關節、手掌、五指各拍打1

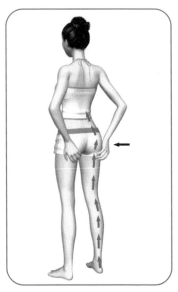

拍打足太陽膀胱經

下。拍打腋下時，中指端正拍在極泉穴，掌心拍在天池穴。

七九，左手三陽經拍打

右手空掌從左手背指尖開始，循手三陽經拍打6下至肩井，即在手指背、手背腕、前臂中、肘後、後臂中、肩井各拍打1下。第7下拍腦後大椎、玉枕，第8下拍頭頂百會，第9下拍神庭、印堂。

八九，右手三陰經拍打

同左手三陰經拍打，唯左右相反。

九九，右手三陽經拍打

同左手三陽經拍打，唯左右相反。有心臟病、高血壓病患者在拍打經絡時可以不彎腰。

前述9個九是激導經穴效應的口訣，在拍打時要默

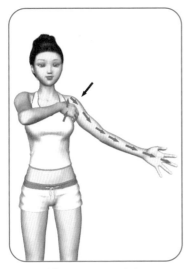

拍打左手三陰經

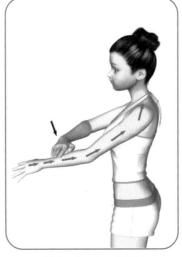

拍打左手三陽經

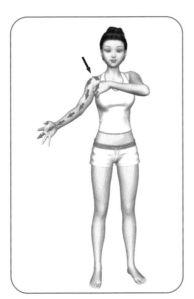

拍打右手三陰經

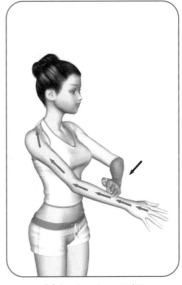

拍打右手三陽經

念。81下拍打完以後，手自
然落下。

（4）帶脈晃三晃

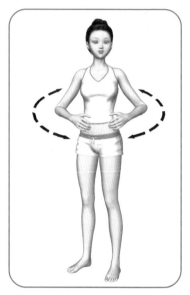

帶脈晃三晃

兩手從體側呈陰掌（手
心向下）緩緩向前向上提
起，提至與腰等高時，小臂
內旋，掌心向內，對臍腹。
十指相對，間距20公分左
右，形成環抱姿勢，置於帶
脈前，腰部放鬆，寧靜片
刻，先向左轉腰90°，再緩
緩右轉腰180°。左右為1
次，共轉3次。然後歸正，
兩眼平視。

轉腰時要緩慢，雙腳不能移動，腿隨腰轉而不得彎
曲，兩手不要移位。

此勢兩掌對臍腹，自然貫氣於下丹田。兩手臂環抱，
兩手三陰經形成閉路，手三陰經氣盛，故易產生抱氣團之
感。此氣團的直徑是由掌心到腎俞。也就是說腰也在該氣
團之中，而丹田在氣團之中心，有「促氣化精」之功。身
體左右晃，樞紐在腰，有疏通帶脈的作用。疏通帶脈可防
治帶脈病症。

（5）五臟六腑鬆

接上勢，雙手捧氣上行，變空心掌，分別輕扣於心胸

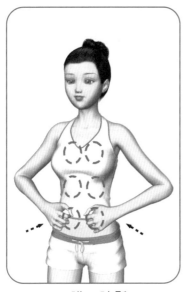

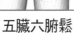

五臟六腑鬆

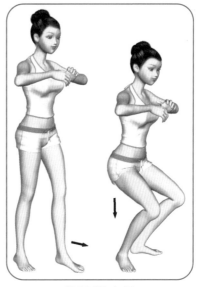

抬膀慢步行

區（上焦），顫動點按 3 次；雙手下移扣於兩肋肝脾區
（中焦），同樣顫動點按 3 次；再向下移置於小腹、膀
胱、大小腸渠道（下焦），顫動點按 3 次，體內要有震顫
鬆動感。最後兩手落於體側。兩眼平視前方。

　　此勢主要透過兩手顫動點按而達到放鬆五臟六腑的目
的。震顫放鬆相應臟腑組織的同時，也促進了血液循環，
壓迫使組織血液排出，放鬆有利血液對組織的灌注。從而
改善其血液循環，促進其功能，防止其疾病的發生，促進
其疾病的康復。帶氣震顫，還有自我發氣的作用。

（6）抬膀慢步行

　　雙手從體側呈陰掌緩緩提起至肩平，環抱成一個陰陽

魚狀。右高左低，右臂略與肩平，左臂低於肩。左手四指
對著右手合谷穴，相距約尺半，左手拇指對羶中穴，間距
同身約三拳寬。兩手掌心向下，右手臂弧形伸於身體右前
方，眼視右手。然後，慢步行時，手形不變，眼視右手。
左腳先以淌泥步向左前方邁出一步，腳前掌先著地，兩腳
成外側八字形，重心在右腳，然後重心前移，右腳向左前
方內扣一步，繼而左、右、左、右向前共走六步，第六步
右腳腳尖朝前，第七步左腳從右腳跟後歇步並插到右邊，
身子下蹲呈「坐盤勢」，屈膝稍蹲2～3秒鐘，然後起身，
第八步，收左腳提起，同時右腳蹲地跳起，左腳蓋步落在
原右腳右側，右腳向右橫跨一步與肩同寬，兩腳平行站立
與起勢方向同。

跳步正立勢，其意之妙在於跳出病氣（濁氣）圈外。
否則，病氣（濁氣）易再附身。

（7）氣貫湧泉通

接上勢，兩手順勢在胸前變為劍指，順前胸導引下
行，垂於兩腿前，直指湧泉穴。眼平視前方。劍指透過腳
背對湧泉穴貫氣5～10秒鐘。

此勢劍指發氣，氣貫湧泉有兩種意義：一是打通湧泉
穴，繼續排濁，使濁氣降至地下深處；二是令湧泉和地氣
打通（無病者，練功場無病氣的情況下），以採地靈之
氣。前者吐故，後者納新。

（8）病氣甩入地

右手變爪成梅花瓣形，上提置於右肩井穴，左手亦變

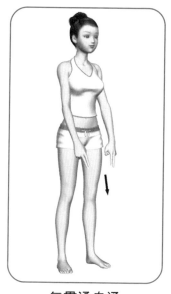

氣貫湧泉通

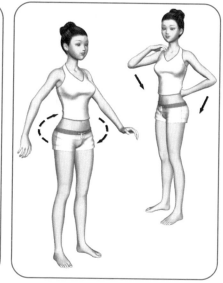

病氣甩入地

爪形移置於左後側，合谷對腎俞或命門穴；身體向左扭動
45°，然後迅速向右甩腰，使身體歸正；甩腰的同時，帶動
手臂，左手臂甩在正前方，手心向前，指尖向下，排病氣
入地，右手臂甩在身體右後側（環跳外側），手心向後，
指尖向下，排病氣入地。

　　以上為「左轉右甩」，繼而做「右轉左甩」。動作相
同，唯左右相反。顧名思義，本勢的作用和目的是將病氣
甩入地。方法是「甩」。

　　「甩」有兩個作用：一是收濁氣由體內甩出；二是收
濁氣和清氣用「甩」的方法將它們分離開來。這是因為濁
氣重，清氣輕，如石頭和棉花，用「甩」的方法可將它們
分離開來，石頭「甩」得遠，棉花「甩」得近。

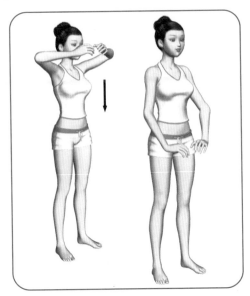

收氣丹田中

（9）收氣丹田中

　　雙手從體側捧氣緩緩向上，舉至太陽穴並在額前收攏，虎口相對，手心向內，緩緩向下，經額、面、胸、腹導引至下丹田，內視稍許，眼平視前方。腳不動，雙手自然落於體側，還原預備式，全身放鬆，入靜片刻外氣收回。最後收功。

3 **八式穴位拍打功**

八式穴位拍打功，是透過拍打全身相當重要的8個穴位：天樞、氣海、神闕、中府、膻中、百會、肩井、尾椎，來實現強身健體的功法。其所拍打的穴位均是人體內重要的穴位，也是修習內功的人士必懂、必通之穴，不但有良好的強身健體、防病治病的功效，而且於武術技擊及氣功研練方面也大有裨益。

本功配有功法歌訣，幫助記憶和背誦。

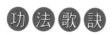

八式穴位拍打功，雙手相搓開勞宮。
一拍天樞臍邊找，健脾養胃功效奇。
二拍氣海臍下尋，益腎延年不老功。
三拍神闕臍正中，生死命門少人修。
四拍中府乳上找，調理氣血應首取。
五拍膻中兩乳間，開胸順氣解鬱過。
六拍百會頭當頂，六陽魁首須仔細。
七拍肩井手交叉，肩臂疼痛即時療。
八拍尾椎使拳法，祭起龍骨長精神。
背後起顱百病消，八式拍打至此終。

預備式：八式穴位拍打功，雙手相搓開勞宮。

自然站立，雙腳分開，與肩同寬，腳尖朝前或微內扣，雙膝微彎，膝不過足，含胸拔背，呼吸自然，氣沉丹田，精神貫注，目視前方；雙臂合抱於小腹前，掌心相對，虛腋圓臂，鬆肩墜肘；下縮谷道，上搭鵲橋，吐唯細細，納唯綿綿；肩井湧泉應相對，百會會陰成一線。

待上式靜站10分鐘左右，然後將雙手輕輕上舉，當舉至與乳同高時，雙掌相合，掌心相對，掌指朝前；

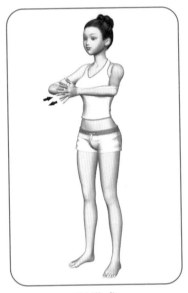

預備式

雙掌相互交錯，連貫相搓10次，至雙掌發熱時，即可做以下拍打功法。每次拍打前都必須將雙掌搓至極熱，後不再述。

要點說明

起勢在醫家和武當武術中即謂「混元樁」，它與太極、八卦等混元樁功法功理基本相同。醫家謂肩井穴為井口，而腳底之湧泉為泉眼，故井口必須與泉眼相對。百會穴與會陰穴天地陰陽相對，自然會使三田合一，三線貫

通，使周天運轉自如。

一拍天樞臍邊找，健脾養胃功效奇。

由預備式始，當雙掌搓至極熱時，雙掌心勞宮穴對準臍旁兩側的天樞穴，先用左掌拍打，再用右掌拍打，左右交替，力度適中，共拍打7次。

拍打結束後，雙掌掌心相貼搓至極熱，雙掌勞宮穴緊貼兩側天樞穴，先順時針揉摩7次，再逆時針揉摩7次。

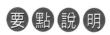

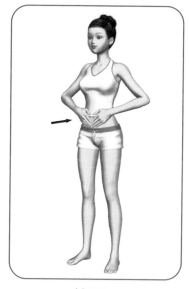

拍天樞

（1）天樞穴位於臍旁開2寸處，左右各一，屬足陽明胃經，為大腸募穴，能分利水穀，降濁導滯，和營調經。天樞又為胃之樞紐，導痰行滯，引胃氣下行，調理以治氣，故其主治各種腸道疾病、婦科疾病和泌尿系統疾病。拍打後配合按摩，方法獨特，感覺舒服，且健脾養胃效果增強。

（2）拍打時，兩手交替進行，速度快慢適中，自然用力。不可妄用蠻勁，以免自傷。

（3）若腹部疼痛，可配點按足三里穴；若腹瀉、痢

八、常用拍打健身功法

疾等，可配關元、水分二穴。婦科疾病可配三陰交穴。泌尿系統疾病可配陰陵泉、三陰交等穴。

二拍氣海臍下尋，益腎延年不老功。

緊接上式，雙手掌心相貼，搓至極熱，先用左掌勞宮穴對準氣海穴拍打，再用右掌勞宮穴對準氣海穴拍打，左右手相互交替各拍打7次後結束。

拍打結束後，雙手掌心相互搓至極熱，用左掌勞宮穴緊貼氣海穴，右掌內勞宮穴對準左掌外勞宮，雙掌緊貼，然後順時針揉按7次，逆時針揉按7次；若是婦女，則右掌在下，左掌在上，揉按方法相同。

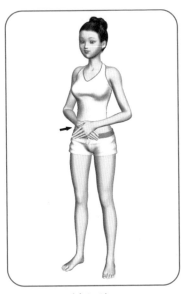

拍氣海

要點說明

（1）氣海穴在臍下1.5寸處，屬任脈經穴，乃生氣之海，元氣之所居，是全身強壯穴之一，能補元氣，回生氣，振腎陽以散諸陰，溫下元、暖四肢。主治男、女下陰之疾病。故經常拍打按摩，可起到強壯性機能，提高身體素質之功效。

（2）拍打時，用力要適中，速度要均勻；揉按時，

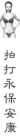

力度應適中，不可強用蠻力。

（3）氣海穴，臨床上以治氣病效果最好，常與關元穴相配伍或交替運用。如治婦女月經不調，可配伍三陰交以及血海、歸來、關元等穴；陽痿可配伍三陰交、中極、歸來等，或針灸，或按摩，均可起到較好的療效。

三拍神闕臍當中，生死命門少人修。

緊接上式，當雙掌搓至極熱時，先用左掌勞宮穴對準神闕穴拍打，再用右掌勞宮穴對準神闕穴拍打，左右手相互交替各拍打7次。

拍打結束後，雙掌搓至極熱，如上式，男左掌在下，女右掌在下，順時針、逆時針各揉摩7次。

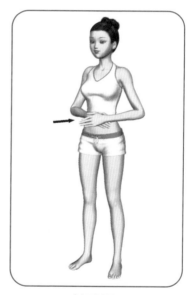

拍神闕

要 點 說 明

（1）神闕穴位於臍窩正中央，屬任脈經穴，為生命之根蒂，後天之氣舍，為心、腎、肺三臟的交通門戶，能調節全身的精氣血，故醫家稱其為元神之門戶，而功家則以臍調轉呼吸，即內呼吸，又稱「胎息」。故經常拍打揉摩，有溫陽固脫、健脾養胃、回陽救逆之功。

（2）拍打時，用力要適中，速度要均勻；揉摩時，

力度要適中，不可妄用蠻力。

（3）神闕穴主治腸道疾病、中風脫症及產後血暈等危困急症。此穴一般禁針宜灸，有隔鹽灸、隔薑灸等法。配伍關元穴可治縮陽症；與天樞、關元、建里配伍可治療腹瀉、痢疾等腸胃疾病；配伍關元、氣海、百會、內關等穴可治療中風脫症。

四拍中府乳上找，調理氣血應首取。

緊接上式，當雙手掌心相貼搓至極熱時，先用左掌心勞宮穴對準右肩側乳上肩下凹陷處的雲門穴拍打，再用右手掌心的勞宮穴對準左側中府穴拍打，左、右手交替拍打各7次。

拍打結束後，雙手掌心相貼搓至極熱，先用左掌勞宮穴緊貼右中府穴揉摩，再用右掌勞宮穴緊貼左中府穴揉摩，左、右手順時針、逆時針各揉摩7次。

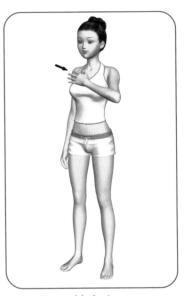

拍中府

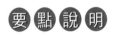

拍打永保安康

（1）中府穴位於乳上3肋，距任脈6寸處，屬於手太陰肺經穴位，係肺之募穴，手足太陰之會，穴在胸膺，能清宣上焦，疏調肺氣。肺主一身之氣，肺氣若為寒邪外

侵，或為內熱上攻，肺失宣降則咳嗽、喘息，胸滿脹痛。本穴可治療咳嗽、氣喘、胸痛、肩臂痛等症。

（2）拍打時，用力要適中，速度要均勻；揉摩時，力度適中，不可妄用蠻力。拍打此穴，可直接震動手太陰肺經穴，通經活絡效果奇特。而在武當武術中的絕技「一掌應三穴」即是掌劈肩井，順帶中府、雲門，亦可順帶華蓋、璇璣。

（3）在臨床實踐中，中府穴常與雲門穴交替使用。如配少衝可治胸痛；配大椎可治肺炎；配內關可治手發涼；配內關、列缺、肺俞，可治肺氣鬱遏引起的胸滿咳嗽；配肩髃、曲池、手三里、合谷等穴，可治療肩臂痛等症。

五拍膻中兩乳間，開胸順氣解鬱遏。

緊接上式，將雙手搓至極熱，先用左手勞宮穴對準兩乳間的膻中穴拍打，再用右手勞宮穴對準膻中穴拍打，左右手輪換各拍打 7 次。

拍打結束後，復將兩手掌心相對搓至極熱，然後用右掌抱左掌，內外勞宮穴相對，左掌內勞宮穴緊貼膻中穴，順時針、逆時針各揉摩 7 次。

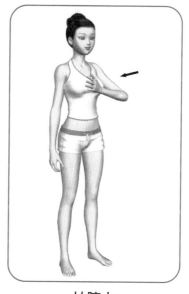

拍膻中

（1）膻中穴位於兩乳連線中點，屬任脈經穴，是八會穴之一，是人體宗氣彙聚的部位，是心胞之募穴，有調理氣血之能，又能降逆氣，清肺化痰，寬胸利肺，可治一切氣病。故兼治呼吸系統、氣滯乳少等雜症。

（2）拍打時，用力要適中，速度要均勻；揉摩時，力度適中，不可妄用蠻力。

（3）在臨床實踐中，膻中配伍少澤穴、乳根穴，可治乳少；配伍天井穴，或內關穴、三陰交，可治心痛（包括心絞痛）。

六拍百會頭當頂，六陽魁首須仔細。

緊接上式，將雙手掌心相貼搓至極熱，先用左掌內勞宮穴對準頭頂的百會穴拍打，再用右掌內勞宮穴對準百會穴拍打，左右手輪換拍打百會穴，左右各7次。

拍打結束後，復將左右手掌心相對搓至極熱，用左掌內勞宮穴緊貼百會穴，將右掌覆於左手背上，內外勞宮穴相對，先順時針揉摩7次，再逆時針揉摩7次。

（1）百會穴位於頭頂正中，屬督脈穴。百會穴為三陽五合之所。即足太陽、足少陽、手少陽、督脈、足厥陰經俱會通於此而入腦內。四周各穴羅列有序，大有百脈朝宗之勢。息肝風，潛肝陽，舉陽氣下陷，清陽明燥熱，散風熱於上，可治中風、心腦血管疾病與神經系統疾病，且

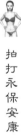

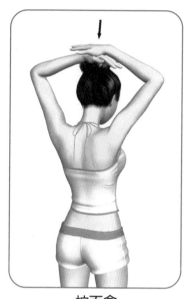

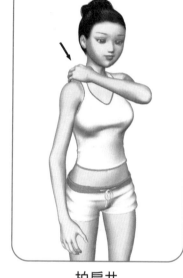

按百會　　　　　　　　　拍肩井

有下病上治之特效。

（2）拍打時，用力要適中，速度要均勻；揉摩時，力度要適中，應輕柔和順，不可妄用蠻力。

（3）在臨床實踐中，百會配伍長強穴、承山穴，可治脫肛；配伍合谷穴、太衝穴，可治頭頂痛；配伍風池穴、上星穴、合谷穴、太衝穴，可治療肝熱上沖引起的頭暈目眩症；配伍關元穴、氣海穴、三陰交穴，可治婦科子宮脫垂症。

七拍肩井手交叉，肩臂疼痛即時療。

緊接上式，將兩手掌心相對搓至極熱，雙臂在胸前交叉，盡力用右掌內勞宮穴拍打左肩井穴，用左掌內勞宮穴

拍打右肩井穴，左右手各拍7次。

拍打結束後，復將雙手掌心相貼搓至極熱，先用右掌揉摩左肩井穴，順時針、逆時針各7次；再用左掌揉摩右肩井穴，順時針、逆時針各7次。

要點說明

（1）肩井穴位於肩上凹陷中，屬足少陽膽經穴，手少陽、足陽明、陽維之會，連入五臟，故其對高血壓、腦出血、頭項疼痛、乳腺炎、子宮出血、甲狀腺功能亢進等均有較好療效。站立時要求與肩同寬，是因為此時肩井與腳底的湧泉穴相對應，以順應人體經脈運行機理。

（2）拍打時，用力要適中，速度要均勻；揉摩時，力度要適中，應輕和柔緩，不急不躁，不可妄用蠻力。

（3）臨床實踐中，肩井穴常用於治療手臂痛疾病。《玉龍歌》曰：「急痛兩臂氣攻胸，肩井分明穴可攻。」《玉龍賦》云：「肩井除臂痛如拿。」有老一輩針灸師傳授經驗：治牙痛針肩井2分，其效甚著。

八拍尾椎使拳法，祭起龍骨長精神。

緊接上式，雙手握拳，先用左右拳背輪流捶打尾椎各7次，再用左右拳心輪流捶打尾椎7次，先左拳後右拳，交替進行。

拍打結束後，將兩掌心相對搓至極熱，用左掌內勞宮穴緊貼尾椎，右掌覆於左掌上，內外勞宮穴相對，然後先順時針，後逆時針各揉摩7次。

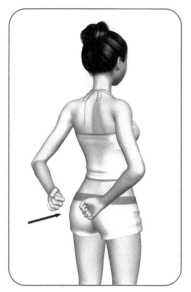

拍尾椎

要點說明

（1）尾椎本身無穴位，不屬任何經脈，但屬全身龍
骨之起始，可謂牽一髮而動全身，加之其周圍穴道羅列密
佈，故拍打尾椎不但能起到極好的保健作用，而且可震動
其附近穴位（如長強穴、腰奇穴、貧血靈穴等），從而起
到通經活絡，強健機體的作用。

（2）在拍打尾椎時，用力一定要適中，不可妄用蠻
力，以免自傷；揉摩時，動作應輕緩柔和，可用掌，亦可
用指，勁力適中。

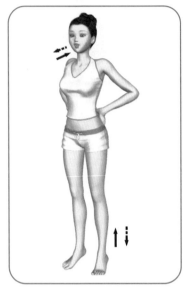

收　勢

背後起顛百病消，八式拍打至此終。

　　緊接上式，將兩手掌心相對搓至極熱，用左右掌心勞宮穴正對左右腰眼緊貼，然後腳跟抬起（儘量抬高），落地時要有彈動；腳跟抬起時吸氣，落地時呼氣，急吸快呼，共做7次；然後將雙掌由背後經體側向上經頭頂，而後雙掌心朝下，緩緩按於腹前，稍停，雙手自然回歸體側緩緩收勢。

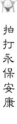

附錄　人體常用腧穴

1 經絡系統

　　人體中五臟六腑的經脈有12條，分別是手太陰肺經、手厥陰心包經、手少陰心經、手陽明大腸經、手少陽三焦經、手太陽小腸經、足陽明胃經、足少陽膽經、足太陽膀胱經、足太陰脾經、足厥陰肝經、足少陰腎經。

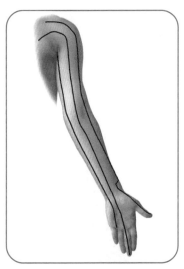

手三陰經

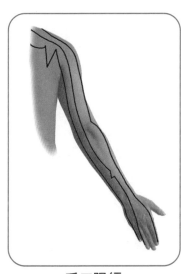

手三陽經

　　凡是循行分佈於上肢的稱「手經」；循行分佈於下肢的稱「足經」；分佈於四肢內側的稱「陰經」；分佈於四肢外側的稱「陽經」。

　　陰經中分佈於四肢內側前緣的稱太陰經；四肢內側中間的稱厥陰經；四肢內側後緣的稱少陰經。陽經中分佈於四肢外側前緣的稱陽明經；陽經中分佈於四肢外側中間的稱少陽經；陽經中分佈於四肢外側後緣的稱太陽經。它們是經絡系統的主體，又稱為「正經」。

　　實際上，人體的經脈左右對稱共有24條。另外，身體正面中央有「任脈」，身體背面中央有「督脈」。這些經絡縱貫全身，溝通表裏上下，內屬臟腑，外絡肢節，具有運行氣血，濡養筋骨的作用。經絡上所排列著的腧穴，稱為「正穴」。經絡以外的腧穴，稱為「經外奇穴」。

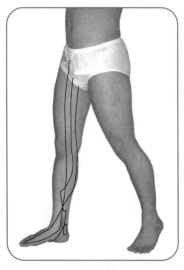

足三陰經

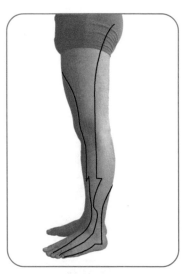

足三陽經

全身有幾百個腧穴，要想全部熟記很困難，關鍵是要找到有效的腧穴並熟練運用。

2 人體骨度分寸

在介紹人體常用腧穴之前，先簡要講一下幾種常用的取穴方法。最常用的取穴方法是骨度分寸定位法，它以骨骼為主要標誌，預先規定人體各部位的折算長度，不論男女老少、高矮胖瘦，均以同樣標準按比例測量，其內容詳見常用骨度分寸表。

手指同身寸取穴法可作為骨度分寸定位法的輔助取穴法，因各人手指的長度和寬度與自身其他部位有著一定比例關係，所以可用患者本人的手指來測量穴位。

手指同身寸取穴法中較常用的是拇指同身寸法和橫指同身寸法。

（1）拇指同身寸法：是以患者拇指指關節的寬度作為1寸的定位取穴法。

（2）橫指同身寸法：是以患者將食指、中指、無名指、小指併攏，中近端指關節橫紋處為準，四指間寬度作為3寸的定位取穴法。

手指同身寸取穴法量取穴位比較方便，但在實際操作中不能多次累加使用。如欲取3寸時，可用1次橫指同身寸法量取，但不能連續使用3次拇指同身寸法而作為3寸，否則將會出現誤差。同樣道理，如欲取6寸時，不能連續使用2次橫指同身寸法。

另外，還有一些簡便取穴方法，如垂手時中指端取大

常用骨度分寸表

分部	部位起止點	常用骨度	說　明
12寸　3寸　3寸	前髮際至後髮際	12寸	前後髮際不明顯者，以眉心至第7頸椎棘突下18寸，眉心至前髮際為3寸，第7頸椎棘突下至後髮際為3寸。
8寸　8寸　5寸	胸劍聯合至臍中 臍中至 骨聯合上緣 兩乳頭之間	8寸 5寸 8寸	男性兩乳頭之間為8寸，乳頭約平第4肋間隙；女性兩鎖骨中線之間寬度為8寸，胸骨角約平第2肋間隙。
9寸　8寸　3寸　9寸	第1胸椎至第4 椎 兩肩胛骨脊柱緣之間	21椎 6寸	肩胛骨下角約平第7胸椎；髂 約平第4腰椎棘突
9寸　12寸	腋前皺襞至肘橫紋 肘橫紋至腕橫紋	9寸 12寸	
18寸　14寸　19寸　13寸　16寸	骨聯合上緣至股骨內髁上緣 脛骨內髁下緣至內踝高點	18寸 13寸	限於足三陰經
	股骨大轉子至膕橫紋 臀橫紋至膕橫紋 膕橫紋至外踝高點	19寸 14寸 16寸	限於足三陽經

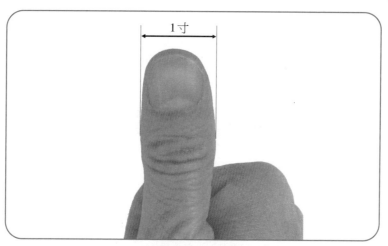

拇指同身寸法

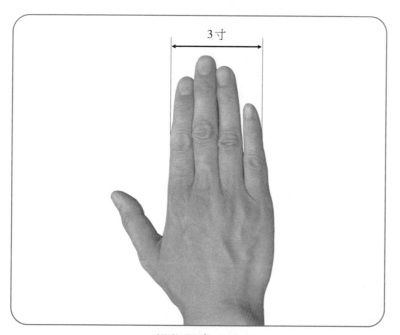

橫指同身寸法

腿兩側的風市穴；兩手自然交叉，在食指所達的部位取列缺穴；一手拇指指關節橫紋平放在另一手背虎口緣，拇指端到達處取合谷穴；兩耳尖直上，頭頂正中取百會穴等。

3 人體常用腧穴

（1）頭頸部腧穴

百會　位於人體頭部，頭頂正中心，可以由兩耳角直上連線中點，來簡易取此穴。此穴既是長壽穴，又是保健穴，每天用掌心輕輕叩擊百會穴108下，可以增加體內的真氣，調節心、腦血管功能。

風池　位於後頸部，頭後骨下，兩條大筋外緣陷窩中，相當於耳垂齊平。用雙手拇指按壓雙側風池穴，至局部發熱，可以預防感冒。

風府　位於後頸部，兩風池穴連線中點，後髮際正中直上1拇指處。此穴可以治療各種與風有關的疾病，如傷風、中風等。

翳風　位於耳垂後方，下頜角與顳骨乳突之間的凹陷中。此穴是手少陽三焦經的腧穴，指壓翳風穴對增強活力、緩解疲勞很有效。

大椎　位於頸部下端，第7頸椎棘突下凹陷處。若突起骨不太明顯，讓患者活動頸部，不動的骨節為第1胸椎，約與肩平齊。此穴為保健防病的要穴。經常按摩大椎穴，對肺功能有明顯的改善調整作用。

晴明　位於眼部內側，內眼角與鼻根之間的凹陷處。此穴是足太陽膀胱經的腧穴，經常按摩晴明穴能治療老花眼。

攢竹　在面部，眉毛內側端，眶上切跡處。用中指按壓攢竹穴，可以緩解黑眼圈。打嗝時，按住雙側攢竹穴，能立即止嗝。

魚腰　在眼眶上緣正中的凹陷內。此穴是經外奇穴，當眼睛出現痙攣時（眼跳），用中指按壓魚腰穴10~20秒，可立即緩解。

瞳子髎　位於面部，外眼角外側半拇指處。每天指壓此穴50下，可以去除魚尾紋。用拇指指腹按揉此穴，吸氣時按下，呼氣時還原，可以消除白內障和解除眼疲勞。

絲竹空　位於面部，眉梢端凹陷處。用指腹按揉此穴，可以消除眼部疲勞。

印堂　位於面部，兩眉頭連線中點。此穴是頭面部疾病必選腧穴。如用兩手中指交替按摩印堂穴，可刺激嗅覺細胞，治療鼻炎並預防感冒。

四白　位於面部，雙眼平視時，瞳孔正中直下1拇指處。此穴是預防近視的重要穴之一，每天按摩兩次四白穴，每次30下，對緩解眼部疲勞有很好的作用。

迎香　位於面部，在鼻翼旁開約1公分處（在鼻翼外緣中點旁，鼻唇溝中）。每天按摩迎香穴18下，可健鼻通竅，預防感冒。

人中　人中穴即水溝穴，位於上唇上中部，人中溝的上1/3與中1/3的交點。指壓時有強烈的壓痛感。此穴是一

個重要的急救穴，當出現昏迷、呼吸停止、血壓下降、休克時，用拇指端按壓人中，可使患者很快蘇醒。

　　頭維　此穴在頭側部髮際裏，位於額角髮跡直上入髮際0.5寸，嘴動時肌肉也會動之處。指壓頭維可以治療臉部痙攣、疼痛等疾病。

　　耳門　位於頭側耳前，耳屏上切跡前方的凹陷中，在聽宮的稍上方，微張口時取穴。此穴是手少陽三焦經腧穴，是治療各種耳疾的首選穴位之一。

　　聽宮　位於面部耳屏前，耳門穴的稍下方，張口呈凹陷處。此穴是手太陽小腸經腧穴，指壓聽宮穴，可以緩解頭痛、頭暈，神經緊張。

　　人迎　位於頸部，頸前喉結旁開2橫指，有動脈搏動處。此穴是足陽明胃經腧穴，指壓該穴能增進面部血液循環，去除雙下巴。

　　頰車　位於面頰部，在下頜角前上方1橫指凹陷中。此穴是治療牙痛的重要穴位之一。

　　大迎　位於下頜角前下2橫指的凹陷中，咬肌附著處的前緣，面動脈搏動處。指壓大迎穴，可以增進臉部血液循環和皮膚緊縮功能。

　　太陽　位於眼睛旁邊，眉毛末端和外眼角末端的中間，向後旁開1食指寬度的凹陷處。此穴是常用的奇穴，可以緩解疲勞，治療各種頭痛、偏頭痛。

　　率谷　位於耳尖直上，入髮際食、中兩指的寬度。此穴又稱頭痛穴，是治療頭痛的重要穴位之一。

　　橋弓　橋弓穴是一線狀穴道，位於從翳風到缺盆成一直線，胸鎖乳突肌的前緣。此穴是治療高血壓的重要穴位

之一。

（2）胸腹部腧穴

天突　位於頸部下方，前正中線上，兩鎖骨中間，胸骨上窩中央。此穴是治療咳嗽的重要穴位之一，點按天突穴可以緩解痙攣。

缺盆　位於鎖骨上窩的中點，前正中線旁開6橫指。經常按摩缺盆穴，可以起到美乳豐乳的作用。

中府　位於胸前壁外上方，鎖骨外端下凹陷向下1拇指處。此穴是手太陰肺經的腧穴，經常按揉中府穴可以消除胸背部脂肪。

雲門　位於胸前壁外上方，抬手時，鎖骨外緣下端凹陷中。此穴是中醫豐胸按摩的要穴。

膻中　位於人體胸部，兩乳頭連線的中點。此穴是任脈上的主要腧穴之一，每天用中指按揉膻中穴50~100次，可以緩解胸悶、咳喘等症狀。

乳中　位於乳頭中央。此穴是豐胸美乳的重要穴位之一。

乳根　位於胸部，第5肋間隙，乳頭直下2橫指。用食指、中指、無名指按摩乳根穴，順時針、逆時針各60下，可以豐胸美乳。

上脘　位於上腹部，前正中線上，肚臍上7橫指（食指到小指加上食指到無名指）處。此穴道是任脈上的主要腧穴之一。

中脘　位於上腹部，前正中線上，胸骨下緣與肚臍連接線的中點處。掌根揉中脘穴2～5分鐘，可以治療腹痛、

腹瀉、嘔吐等病。

下脘　位於上腹部，前正中線上，肚臍上3橫指處。此穴道是任脈上的主要腧穴之一。

梁門　位於上腹部，中脘穴旁開3橫指（食指到無名指）處。此穴道是足陽明胃經上的腧穴。

章門　位於脅肋部，屈肘合腋時，肘尖所指處。此穴位是足厥陰肝經上的主要腧穴之一。

期門　位於胸部，乳頭直下，與肋骨下緣交界處。指壓期門穴可以緩解肝病、胸部疼痛。

日月　位於上腹部，乳頭正下方的肋骨和肚子交接處期門之下1拇指處。此穴是足少陽膽經上的腧穴。

鳩尾　位於上腹部，前正中線，心窩正下方，胸骨的下緣。

天樞　位於中腹部，肚臍向左右3指寬處。此穴是治療腹瀉的首選穴位之一，腹瀉時，用食指、中指按壓雙側天樞穴50下，每日兩次，可以快速止住腹瀉。

大橫　位於中腹部，臍中旁開1手掌（拇指到小指）處。此穴是治療便秘的重要穴位之一，方法是將自己兩掌平放於中腹，兩中指正對於臍中，稍加用力後順時針方向揉動，令腹內有熱感為佳。

巨闕　位於上腹部，前正中線，胸骨下緣向下2指寬處。

氣海　位於人體下腹部，前正中線上，肚臍下2橫指處。此穴是人體任脈上的主要腧穴之一。

關元　位於下腹部，前正中線上，肚臍下4橫指處。此穴是任脈上的主要腧穴之一。

中極　位於下腹部，前正中線上，肚臍下6橫指處。
此穴道是人體任脈上的主要腧穴之一。

歸來　位於下腹部，中極穴旁開3橫指（食指到無名
指）處。此穴道是足陽明胃經上的腧穴。

氣衝　位於腹股溝，腹股溝動脈搏動處。此穴道是足
陽明胃經上的腧穴。

（3）腰背部腧穴

肩井　位於肩上，頸根部與肩峰連線的中點。此穴是
足少陽膽經腧穴。

天宗　位於肩胛部，肩胛骨的中心。此穴是手太陽小
腸經的腧穴。

肩外俞　位於背部，第1胸椎和第2胸椎突起中間向
左右各旁開4橫指處。此穴是手太陽小腸經腧穴。

大杼　位於背部，第1胸椎棘突下，旁開2橫指（食
指和中指）處。

風門　位於背部，第2胸椎棘突下，旁開2橫指（食
指和中指）處。

肺俞　位於背部，第3胸椎棘突下，左右旁開2橫指
處。

心俞　位於背部，第5胸椎棘突下，左右旁開2橫指
處。

膈俞　位於背部，第7胸椎棘突下，左右旁開2橫指
處。

肝俞　位於背部，第9胸椎棘突下，左右旁開2橫指
處。

膽俞　位於背部，第10胸椎棘突下，左右旁開2橫指處。

脾俞　位於背部，第11胸椎棘突下，左右旁開2橫指處。

胃俞　位於背部，第12胸椎棘突下，左右旁開2橫指處。

三焦俞　位於腰部，第1腰椎棘突下，左右旁開2橫指處。

腎俞　位於腰部，第2腰椎棘突下，左右旁開2橫指處。每天用兩拇指在兩側腎俞穴上按揉1～3分鐘，可以治療遺尿，尿頻，腰酸乏力等。

大腸俞　位於腰部，第4腰椎棘突下，左右旁開2橫指處。

關元俞　位於骶部，第5腰椎棘突下，左右旁開2橫指處。

膀胱俞　位於骶部，第2骶椎棘突下，左右旁開2橫指處。

胞肓　位於臀部，膀胱俞穴外側2橫指處。此穴是足太陽膀胱經腧穴。

志室　位於腰部，在第2腰椎棘突下，旁開4橫指處。

命門　位於第2腰椎棘突下。此穴是人體的長壽穴，每天掌擦命門穴至局部發熱，可強腎固本，延緩衰老。

腰陽關　位於第4腰椎棘突下。此穴是督脈重要腧穴之一。

上髎　位於骶部，第1骶後孔凹陷中，大腸俞下3橫

指，正中線旁開1橫指處。

次髎　位於骶部，第2骶後孔凹陷中，上髎穴下0.5寸處。

中髎　位於骶部，第3骶後孔凹陷中，次髎穴下0.5寸處。

下髎　位於骶部，第4骶後孔凹陷中，中髎穴下0.5寸處。

長強　位於尾骨尖下方，約為尾骨尖與肛門的中點處。按壓長強穴，可以治療腹瀉。

腰俞　位於骶部，後正中線上，長強穴上4橫指的凹陷處。

會陰　位於會陰部，男性在陰囊根部與肛門之間，女性在大陰唇後聯合與肛門之間。

（4）四肢部腧穴

內關　位於前臂掌側，腕掌橫紋的中點向上3橫指（食指到無名指）處。此穴是治療早搏的首選穴位；在胃疼很厲害的時候，按揉內關穴可立即止痛。

外關　位於前臂背側，腕背橫紋的中點上3橫指處，與內關穴相對。此穴是手少陽三焦經上的重要腧穴。

支溝　位於腕背橫紋上4橫指，橈骨與尺骨之間。此穴是手少陽三焦經腧穴。

尺澤　位於手臂肘部，取穴時先將手臂上舉，在手臂內側中央處有粗腱，腱的外側即是此穴（或肘橫紋中，肱二頭肌腱的橈側凹陷處）。此穴是手太陰肺經上的腧穴。

曲池　位於肘部，尋找穴位時曲肘，橫紋盡處，即肱

骨外上髁內緣凹陷處。此穴是手陽明大腸經上的重要腧穴。

　　手三里　位於腕背橫紋橈側端與曲池穴的連線上，曲池穴下3橫指處。此穴是手陽明大腸經腧穴。

　　列缺　位於前臂掌面橈側緣，橈骨莖突上方，腕橫紋上2橫指處，能感覺到脈搏跳動之處。

　　簡便取穴法：兩手虎口自然平直交叉，一手食指按在另一手橈骨莖突上，指尖下凹陷中即是該穴。此穴是手太陰肺經上的腧穴。

　　合谷　位於手背，第1、2掌骨之間，約平第2掌骨橈側的中點。

　　簡便取穴法：以一手的拇指指關節橫紋，放在另一手拇指、食指之間的指蹼緣上，拇指指尖下就是該穴。此穴是手陽明大腸經上的重要腧穴。

　　太淵　位於腕掌橫紋橈側端，橈動脈搏動處。此穴是手太陰肺經上的腧穴。

　　孔最　位於前臂掌面橈側，在太淵穴與尺澤穴連線上，肘橫紋下3橫指處。此穴是手太陰肺經上的腧穴。

　　神門　位於手腕部，腕掌橫紋尺側端，掌根尺側突起後方的凹陷處。此穴是手少陰心經上的腧穴。

　　魚際　位於手掌大魚際部，第1掌骨中點，赤白肉際處。此穴是手太陰肺經上的腧穴。

　　少商　位於拇指橈側指甲角旁約0.1寸處。此穴是手太陰肺經上的腧穴。

　　勞宮　位於第2、3掌骨之間，握拳，中指指尖下。經常按摩此穴可以緩解緊張。

　　中衝　位於中指尖端的中央。經常按摩中衝穴，能提高肝腎功能。

　　肩髃　位於肩峰前下方，上臂前舉時出現的凹陷處。此穴是手陽明大腸經的腧穴。

　　極泉　位於腋窩頂點，腋動脈搏動處。此穴是位於手少陰心經的腧穴。

　　環跳　位於股外側部，股骨大轉子高點與骶管裂孔連線的外1／3與內2／3交界處。此穴是足少陽膽經的腧穴。

　　風市　位於大腿外側正中，直立垂手時，中指尖處。此穴是足少陽膽經的腧穴。

　　承扶　位於大腿後面，站立時臀下橫紋的中點處。此穴是足太陽膀胱經上的主要腧穴。

　　殷門　位於大腿後側中央，臀下橫紋的中點與膕橫紋的中點之間連線的中點。此穴是足太陽膀胱經上的主要腧穴。

　　委中　位於膕橫紋中點，股二頭肌腱與半腱肌腱中間，即膝蓋裏側中央。每天用兩手同時拿揉兩下肢委中穴約1分鐘，具有舒筋活絡、解痙止痛等作用。

　　承山　位於小腿後正中線上，膕橫紋與踝關節跟腱連線的中點。當伸直小腿或足跟上提時，腓腸肌肌腹下出現的尖角凹陷處。此穴是足太陽膀胱經上的重要腧穴。

　　血海　位於大腿前面，膝蓋骨內上角上2拇指的凹陷處。此穴是足太陰脾經上的腧穴。

　　梁丘　位於大腿前面，膝蓋骨外上角上2拇指的凹陷處。此穴是足陽明胃經上的腧穴。

　　膝眼　位於膝蓋骨兩側，取穴時將膝蓋折成直角時，

在髕韌帶內側凹陷為內膝眼；髕韌帶外側凹陷為外膝眼。此穴是經外奇穴。

足三里　位於小腿前外側，外膝眼直下4橫指，脛骨前脊外緣。此穴是最常用的保健穴，每天用雙手拇指分別點按足三里108下，可健脾壯胃，擴張血管，增強身體免疫力。

上巨虛　位於足三里穴直下4橫指處。此穴是足陽明胃經的腧穴。

陽陵泉　位於膝蓋斜下方，小腿外側，腓骨小頭前下方凹陷中。此穴是足少陽膽經上的主要腧穴。

陰陵泉　位於小腿內側，膝下脛骨內側凹陷中，與陽陵泉相對。此穴是足太陰脾經上的腧穴。

三陰交　位於小腿內側，足內踝高點上3橫指處，脛骨內側面後緣。此穴是足太陰脾經上的重要腧穴。

懸鐘（絕骨）　位於小腿外側，外踝高點上4橫指，腓骨前緣。此穴是足少陽膽經的腧穴。

解谿　位於小腿與足背交界處的橫紋中央凹陷處。此穴是足陽明胃經上的腧穴。

復溜　位於小腿內側，內踝上緣向上3橫指，跟腱的前緣。此穴是足少陰腎經上的腧穴。

太谿　位於足內側，內踝後方，內踝高點與跟腱之間的凹陷處。此穴位是足少陰腎經上的主要腧穴。

太衝　位於足背側，第1、2蹠骨間隙的後方凹陷中。此穴是足厥陰肝經上的重要腧穴。感冒咽痛時，按摩雙腳太衝穴5分鐘，可以立刻緩解咽痛。

崑崙　位於腳外踝後方，在外踝高點與跟腱之間的凹

陷中。此穴是足太陽膀胱經上的腧穴。

　　公孫　位於第1蹠骨基底部的前下緣的凹陷中。此穴是足太陰脾經的腧穴。

　　湧泉　位於足底部，蜷腳時足前部凹陷處。此穴是人體的長壽大穴，經常按摩此穴，能使腎精充足，耳聰目明，精力充沛，性功能旺盛。

國家圖書館出版品預行編目資料

拍打永保安康（拍打健康法）／余平波　余茂基　編著
——初版，——臺北市，品冠，2014〔民103.01〕
面；21公分 ——（休閒保健叢書；30）
ISBN　978－957－468－999－6（平裝）
1.穴位療法　2.經絡療法
413.915　　　　　　　　　　　　　　　　102023132

拍打永保安康（拍打健康法）

編　　著／余平波　余茂基
責任編輯／壽亞荷
發 行 人／蔡孟甫
出 版 者／品冠文化出版社
社　　址／台北市北投區（石牌）致遠一路2段12巷1號
電　　話／（02）28233123・28236031・28236033
傳　　眞／（02）28272069
郵政劃撥／19346241
網　　址／www.dah-jaan.com.tw
E－mail／service@dah-jaan.com.tw
承 印 者／傳興印刷有限公司
裝　　訂／承安裝訂有限公司
排 版 者／弘益電腦排版有限公司
授 權 者／遼寧科學技術出版社
初版1刷／2014年（民103年）1月

定　價／220元

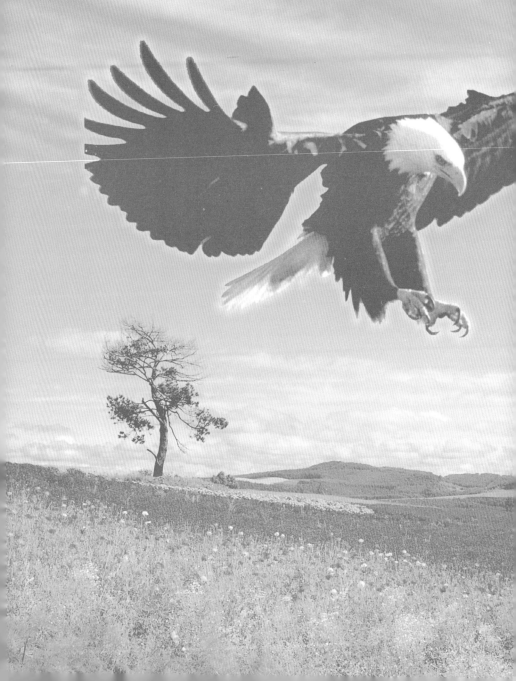

大展好書　好書大展
品嘗好書　冠群可期